Sandra Martínez Pizarro

Actualización sobre el Cuidado de Heridas para Enfermería

Sandra Martínez Pizarro

Actualización sobre el Cuidado de Heridas para Enfermería

Terapias novedosas surgidas en los últimos años

Editorial Académica Española

Imprint
Any brand names and product names mentioned in this book are subject to trademark, brand or patent protection and are trademarks or registered trademarks of their respective holders. The use of brand names, product names, common names, trade names, product descriptions etc. even without a particular marking in this work is in no way to be construed to mean that such names may be regarded as unrestricted in respect of trademark and brand protection legislation and could thus be used by anyone.

Cover image: www.ingimage.com

Publisher:
Editorial Académica Española
is a trademark of
International Book Market Service Ltd., member of OmniScriptum Publishing Group
17 Meldrum Street, Beau Bassin 71504, Mauritius
Printed at: see last page
ISBN: 978-620-0-40352-0

ACTUALIZACIÓN SOBRE EL CUIDADO DE HERIDAS PARA ENFERMERÍA

Terapias novedosas surgidas en los últimos años

Sandra Martínez Pizarro

AGRADECIMIENTOS

Me gustaría agradecer sinceramente a todas aquellas personas que han hecho posible el desarrollo de este libro. Especialmente a mi pareja, mis familiares y mis amigos.

Quiero agradecer el apoyo y el ánimo incondicional que me han proporcionado, por aliviar todos mis momentos de tensión y por creer siempre en mí.

También quisiera agradecer a mis exprofesores de la Universidad, los cuales han sabido trasmitirme el conjunto de conocimientos necesarios para la elaboración de este libro.

A todos, muchas gracias.

ÍNDICE

RESUMEN

Los enfermeros son los principales proveedores del cuidado, atención y tratamiento de las heridas. Por ello, es fundamental una adecuada formación y una continua actualización de conocimientos para mantener el estándar de calidad en los cuidados y mejorar la calidad de vida de los pacientes.

A través de los 40 capítulos de este libro se exponen 37 terapias, tratamientos y técnicas novedosas surgidas en los últimos años a nivel internacional. Entre ellas destacan la aplicación de piel de pescado en quemaduras, insulina tópica en heridas, terapia larval, aplicación de miel, membrana de cáscara de huevo, células del cordón umbilical, oxigenoterapia hiperbárica, ozonoterapia, propóleo, ondas de choque extracorpóreas, terapia fotodinámica antimicrobiana, membrana placentaria, timolol tópico, injerto de grasa autólogo, estimulación eléctrica, sevoflurano, aloinjerto de membrana amniótica, plasma rico en plaquetas, trasplante de folículos pilosos, factor de crecimiento epidérmico humano recombinante, hirudoterapia, desbridamiento ultrasónico, factor de crecimiento de hepatocitos y trasplante autólogo de fibroblastos en heridas y úlceras. También destaca el ácido acético, ácido úsnico, cadexómero yodado y almohadilla de fibra de monofilamente en biopelículas microbianas o los probióticos tópicos y la presión negativa con terapia de instilación en heridas infectadas, entre otros.

La trasmisión de estos novedosos tratamientos les permitirá a los enfermeros llevar cabo cuidados seguros, de alta calidad basados en las últimas evidencias científicas demostradas.

SIGLAS, SIGNOS Y ABREVIATURAS

RAE: Real Academia de la Lengua Española.

OMS: Organización Mundial de la Salud.

NANDA: North American Nursing Diagnosis Association.

NOC: Nursing Outcomes Classification.

NIC: Nursing Interventions Classification.

%: Porcentaje

Cm: Centímetros.

Kgr: Kilogramos.

M: Metro.

Etc: Etcétera.

N: número de muestra.

ACTUALIZACIÓN SOBRE EL CUIDADO DE HERIDAS PARA ENFERMERÍA

Terapias novedosas surgidas en los últimos años

CAPÍTULO 1: INTRODUCCIÓN A LAS HERIDAS

Las heridas son un problema sanitario fuertemente vinculado a la práctica enfermera. Las heridas se pueden definir como traumatismos abiertos que se producen en el cuerpo debido a golpes, desgarros o enfermedades. Se trata de una pérdida de continuidad de la piel o de las mucosas, en la cual aparece riesgo de infección y posibilidad de lesiones en tejidos adyacentes. Para valorar la gravedad de una herida se debe tener en cuenta su extensión, profundidad, localización, presencia de cuerpos extraños y los signos de infección[1].

Las heridas se pueden clasificar teniendo en cuenta diferentes factores[2]:

1. Según la cicatrización:
    - Heridas crónicas: Son aquellas con pérdida de sustancia y escasa tendencia a la cicatrización espontánea.
    - Heridas agudas: Son aquellas que se cierran o se curan en el tiempo esperado.

2. Según la dirección:
    - Longitudinales: Son más largas que anchas y paralelas al eje.
    - Trasversales: Son más anchas que largas y son perpendiculares al eje.
    - Oblicuas: Son aquellas que se encuentran en una posición media entre la vertical y la horizontal.
    - Espiroideas: En estas heridas se encuentran diferentes direcciones del eje mayor.

3. Según su forma:
   - Lineales.
   - Crateriformes.
   - Arqueadas.
   - Angulosas.
   - Estrelladas.
   - Irregulares.
   - Puntiformes.
   - Heridas en colgajo o pediculadas.
   - Heridas con pérdida de sustancia.

4. Según el mecanismo de producción:
   - Punzantes: Producidas por objetos que terminan en punta.
   - Incisas: Producidas por agentes cortantes.
   - Contusas: Producidas por agentes romos. Los bordes suelen ser irregulares y presentar hematomas.
   - Por desgarro: Producidas por objetos con dientes. Suelen tener los bordes irregulares.

5. Según el riesgo de infección:
   - Limpias: Realizadas en un entorno aséptico.
   - Contaminadas: Expuestas a bacterias un corto periodo de tiempo.
   - Infectadas: Expuestas a bacterias un largo periodo de tiempo.

6. Según la profundidad:
   - Arañazo: Es la más superficial, afecta a la epidermis y no hay sangrado.
   - Desolladura: Es superficial debido al arrastre y se produce pérdida de sustancia.
   - Superficial: Afecta a la epidermis, dermis y tejido celular subcutáneo.
   - Profunda: Afecta a la epidermis, dermis, tejido celular subcutáneo, músculos, vasos, nervios e incluso puede llegar al hueso.
   - Fractura abierta: En primer lugar se fractura el hueso, y después ese hueso es el que provoca la herida de dentro hacia afuera.

- Penetrante: Se produce cuando penetra una cavidad como boca, abdomen, vagina, pleura, etc.
- Perforante: Se produce cuando se penetra una cavidad y además afecta a un órgano de dicha cavidad.
- Úlcera cutánea[3]: Se produce cuando hay pérdida de la epidermis, parte de la dermis, e incluso de la hipodermis. Se clasifican en 4 grados:

  Grado 1: Enrojecimiento en la zona sin pérdida de tejido.

  Grado 2: Pérdida de tejido superficial que afecta a la epidermis y dermis.

  Grado 3: Pérdida del grosor de la piel que afecta al músculo y al tejido subcutáneo.

  Grado 4: Pérdida del espesor de la piel que afecta a tejido subcutáneo, músculo, tendones y llega hasta el hueso.

  A su vez las úlceras se pueden clasificar según su origen:

  Úlceras por presión: Producidas por una presión continua en una zona concreta.

  Úlceras venosas: Producidas por un deterioro previo del sistema circulatorio venoso del paciente.

  Úlceras arteriales: Producidas un déficit circulatorio por una arteriopatía crónica o enfermedad arterial periférica.

  Úlceras mixtas: Producidas por un deterioro venoso más un deterioro arterial.

  Úlceras diabéticas: Producidas en pacientes con diabetes. Suelen localizarse en el pie.

  Úlceras iatrogénicas: Producidas en el hospital.

  Úlceras oncológicas: Producidas por cánceres o tumores.

El objetivo en el tratamiento de las heridas consiste en conseguir la cicatrización y la epitelización. La cicatrización es el proceso mediante el cual se desarrolla el tejido conectivo-vascular y la resistencia estructural gracias a las fibras de colágeno. Es un proceso que dura de 9-12 meses. Por otro lado, la epitelización es la regeneración de la cobertura epitelial, es decir, el sellado de la lesión[4].

La curación de las heridas es un proceso que consta de 4 fases[4]:

- Fase catabólica: es el proceso en el que se produce la limpieza de las heridas y presenta un periodo de inflamación postraumática y un periodo destructivo.

- Fase anabólica: es el proceso proliferativo caracterizado por la neoformación vascular y la inflitración de fibroblastos.

- Fase de contracción de la herida: esta fase se caracteriza por la acción de los miofibroblastos.

- Fase de maduración y remodelado de la cicatriz: se produce un aumento progresivo del colágeno y la orientación de las fibras.

Se debe tener en cuenta que el proceso de curación de heridas va a depender de factores locales como la vascularización, presencia de cuerpos extraños, humedad ambiental, restos necróticos, tensión de la herida, coaptación de los bordes, tamaño y el pH tisular. También depende de factores generales como la edad del paciente, el estado proteico, los hábitos tóxicos como el alcoholismo, las coagulopatías y el estado hormonal.

Las acciones de enfermería en el cuidado de las heridas deben centrarse en los siguientes puntos[5]:

- Observar cambios en las heridas, el color y la presencia de edema.
- Evaluar la temperatura corporal.
- Proponer una dieta adecuada.
- Realizar el cuidado de la zona y la aplicación de terapias y tratamientos.
- Aliviar el dolor.
- Valorar la aparición de complicaciones.

Enfermería es la disciplinar sanitaria encargada del cuidado de las heridas por ello es fundamental que los profesionales se actualicen frecuentemente para mantener el estándar de calidad en los cuidados y mejorar la calidad de vida de los pacientes.

CAPÍTULO 2: DIAGNÓSTICOS, OBJETIVOS E INTERVENCIONES DE ENFERMERÍA

En la NANDA (North American Nursing Diagnosis Association) se pueden encontrar los siguientes diagnósticos de enfermería relacionados con las heridas[7]:

[00046] Deterioro de la integridad cutánea: Alteración de la epidermis y/o de la dermis. Pertenece al dominio: 11 Seguridad/Protección, clase: 2 Lesión física, necesidad: 8 Higiene/piel, patrón: 2 Nutricional-metabólico.

Las características definitorias de este diagnóstico son:

- Destrucción de las capas de la piel.
- Invasión de estructuras corporales.
- Alteración de la superficie de la piel.

Los factores relacionados son: agentes lesivos químicos, excreciones, hidratación, hipertermia, hipotermia, humedad, presión, secreciones, alteración del volumen de líquidos, factores psicógenos, nutrición inadecuada, edades extremas, fármacos, alteraciones de la pigmentación, alteración de la turgencia de la piel, alteración del metabolismo, alteración sensorial, cambios hormonales, deterioro de la circulación, inmunodeficiencia, punción arterial, radioterapia o traumatismo vascular.

[00044] Deterioro de la integridad tisular: Lesión de la membrana mucosa, córnea, sistema integumentario, fascia muscular, músculo, tendón, hueso, cartílago, cápsula articular y/o ligamento. Pertenece al dominio: 11 Seguridad/Protección, clase: 2 Lesión física, necesidad: 8 Higiene/piel y patrón: 2 Nutricional-metabólico.

Las características definitorias son: área localizada caliente al tacto, destrucción tisular, dolor agudo, enrojecimiento, hematoma, agente lesivo químico, lesión tisular y sangrado.

Los factores relacionados son: conocimiento insuficiente sobre el mantenimiento de la integridad tisular, conocimiento insuficiente sobre la protección de la integridad tisular, estado de desequilibrio nutricional, humedad, volumen de líquidos excesivo, volumen de líquidos insuficiente, edades extremas, exposición a una fuente de alimentación eléctrica de alto voltaje, temperatura ambiente extrema, agente farmacológico, alteración del metabolismo, alteración sensorial, deterioro de la circulación, deterioro de la movilidad, neuropatía periférica, procedimiento quirúrgico, punción arterial, radioterapia y traumatismo vascular.

[00045] Deterioro de la integridad de la mucosa oral: Lesión de los labios, los tejidos blandos de la cavidad bucal y/o la orofaringe. Pertenece al dominio: 11 Seguridad/Protección, clase: 2 Lesión física, necesidad: 8 Higiene/piel y patrón: 2 Nutricional-metabólico.

Los resultados esperados NOC (Nursing Outcomes Classification) para estos diagnósticos son[7]:

- [1101] Integridad tisular: piel y membranas mucosas.
- [1102] Curación de la herida: por primera intención.
- [1103] Curación de la herida: por segunda intención.
- [1106] Curación de las quemaduras.
- [1105] Integridad del acceso para hemodiálisis.
- [0204] Consecuencias de la inmovilidad: fisiológicas Resultados asociados con los factores relacionados o resultados intermedios
- [1922] Control del riesgo: hipertermia.
- [1923] Control del riesgo: hipotermia.
- [0601] Equilibrio hídrico.
- [0401] Estado circulatorio.
- [0917] Estado neurológico: periférico.
- [1004] Estado nutricional.
- [0422] Perfusión tisular.
- [0416] Perfusión tisular: celular.
- [0407] Perfusión tisular: periférica.
- [1107] Recuperación de las quemaduras.
- [2301] Respuesta a la medicación.
- [0603] Severidad de la sobrecarga de líquidos.

- [0800] Termorregulación.

Las principales intervenciones NIC (Nursing Interventions Classification) para conseguir estos objetivos deben ser[7]:

- [3660] Cuidados de las heridas.
- [3520] Cuidados de las úlceras por presión.
- [3590] Vigilancia de la piel.
- [2316] Administración de medicación: tópica.
- [840] Cambio de posición.
- [3584] Cuidados de la piel: tratamiento tópico.
- [3583] Cuidados de la piel: zona del injerto.
- [3582] Cuidados de la piel: zona donante.
- [3664] Cuidados de las heridas: ausencia de cicatrización.
- [3662] Cuidados de las heridas: drenaje cerrado.
- [3661] Cuidados de las heridas: quemaduras.
- [1660] Cuidados de los pies.
- [940] Cuidados de tracción/inmovilización.
- [3420] Cuidados del paciente amputado.
- [4028] Disminución de la hemorragia: heridas.
- [5603] Enseñanza: cuidados de los pies.
- [3680] Irrigación de heridas.
- [2380] Manejo de la medicación.
- [2080] Manejo de líquidos/electrólitos.
- [3550] Manejo del prurito.
- [2020] Monitorización de electrólitos.
- [3480] Monitorización de las extremidades inferiores.
- [4070] Precauciones circulatorias.
- [3540] Prevención de úlceras por presión.
- [3620] Sutura.
- [6540] Control de infecciones.
- [1340] Estimulación cutánea
- [1540] Estimulación nerviosa eléctrica transcutánea (tens).

- [6680] Monitorización de los signos.
- [6550] Protección contra las infecciones.
- [3460] Terapia con sanguijuelas.
- [6650] Vigilancia.
- [6610] Identificación de riesgos.
- [4070] Precauciones circulatorias.
- [3840] Precauciones en la hipertermia maligna.
- [3540] Prevención de úlceras por presión.

En los últimos años han surgidos estudios científicos e investigaciones en las que se abordan nuevas terapias y tratamientos para el manejo de las heridas. Muchos de estos tratamientos son desconocidos para la mayoría de profesionales sanitarios debido a su reciente aparición.

Por ello, a través de los próximos capítulos se van a exponer las terapias más novedosas, se va a dilucidar su eficacia y sus aplicaciones. De esta manera los enfermeros podrán llevar a cabo cuidados seguros, de alta calidad basados en las últimas evidencias demostradas.

CAPÍTULO 3: MIEL EN HERIDAS

La miel es un producto dulce, complejo, y con propiedades antimicrobianas y antioxidantes. Se ha utilizado durante milenios en una variedad de aplicaciones, pero las más notables incluyen el tratamiento de heridas superficiales, quemaduras e inflamación.

Se ha sugerido una variedad de sustancias en la miel como el componente clave de su papel antimicrobiano; compuestos polifenólicos, peróxido de hidrógeno, metilglioxal y defensina de abeja. En los estudios recientes se ha observado que la aplicación de miel en heridas y quemaduras superficiales mejora y acelera el proceso de curación, reduce las cicatrices y previene la contaminación microbiana.

Por lo tanto, si las mieles de grado médico fueran incluidas en el tratamiento clínico, reduciría la demanda de uso de antibióticos y mejorarían la calidad de vida de los pacientes[8].

En el caso clínico reportado por Astrada A et al.[9] realizado en 2019 en Japón se presenta a una paciente de 38 años de edad con una úlcera de pie diabético infectada extensa con hueso expuesto.

La úlcera fue tratada con miel enriquecida con propóleos, utilizada como tratamiento único, en un entorno de visitas domiciliarias. Después de dos meses de seguimiento, la herida exhibió una reepitelización completa a pesar del mal estado inicial de la paciente.

En el estudio de Bayron J et al.[10] realizado en 2019 en Estados Unidos se describe una serie de 12 casos exitosos de pacientes con heridas complejas diferentes que fueron manejados con miel activa de *Leptospermum* como alternativa a la cirugía.

Las propiedades de la miel incluyen el desbridamiento autolítico, la inhibición del crecimiento bacteriano, la mediación antiinflamatoria y la liberación de citoquinas, lo que la convierte en una opción viable para el tratamiento de heridas en pacientes con contraindicaciones para la cirugía.

En el estudio de Imran M et al.[11] realizado en 2015 en Arabia Saudí se investigó el efecto del apósito impregnado de miel en la úlcera del pie diabético y se comparó con el apósito salino normal. Se incluyeron pacientes con úlceras de grado 1 y 2 de Wagner. Esos pacientes fueron divididos en dos grupos; grupo A (n=179) tratado con vendaje de miel y grupo B (n=169) tratado con vendaje salino normal.

Las medidas de resultado se calcularon en términos de proporción de heridas completamente curadas (resultado primario), tiempo de curación de heridas y deterioro de las heridas. Los pacientes fueron seguidos durante un máximo de 120 días.

136 heridas (75.97%) de 179 fueron curadas completamente con vendaje de miel y 97 (57.39%) de 169 con vendaje salino. La mediana del tiempo de curación de la herida fue 18.00 (6-120) días en el grupo A y 29.00 (7-120) días en el grupo B.

Los resultados actuales mostraron que la miel es un agente de vendaje efectivo en lugar de los apósitos convencionales, en el tratamiento de pacientes con úlcera del pie diabético.

En el estudio de Smaropoulos E et al.[12] realizado en 2020 en Grecia se analizó la seguridad, eficacia y utilidad de la miel en heridas abdominales, de diferentes causas, en pacientes pediátricos. Todas las heridas fueron tratadas con miel de grado médico diaria aplicada al área de la herida y monitoreada de cerca.

Todas las heridas tratadas presentaron rápidamente formación de tejido de granulación y reepitelización. El edema periférico y la inflamación disminuyeron con la aplicación inicial. El tejido necrótico se desbridó efectivamente cuando estaba presente. No se detectaron signos de infección, independientemente de las presentaciones iniciales de la herida. La formación de cicatrices fue mínima y el rango completo de movimiento se conservó en todos los casos.

Por tanto la miel de grado médico es segura y efectiva en el tratamiento de diferentes heridas abdominales, incluidas las heridas infectadas o dehiscentes, así como las quemaduras. La fácil aplicación y la amplia aplicabilidad hacen que la miel de grado médico sea recomendable como tratamiento de primera línea en pacientes pediátricos.

En el estudio de Lu J et al.[13] realizado en 2019 en Australia se evaluaron cuatro mieles neozelandesas bien caracterizadas, cuantificadas por sus componentes antibacterianos clave, por su capacidad para prevenir y erradicar las biopelículas producidas por el patógeno común de la herida *Pseudomonas aeruginosa*.

En este estudio se demostró que: la miel utilizada en concentraciones sustancialmente más bajas en comparación con las que se encuentran en los apósitos para heridas a base de miel inhibe la formación de biopelículas de *Pseudomonas aeruginosa* y reduce significativamente las biopelículas establecidas.

El efecto anti-biopelícula de la miel fue impulsado en gran medida por su componente de azúcar; las células recuperadas de biopelículas tratadas con concentraciones de miel subinhibitorias tenían una tolerancia ligeramente aumentada a la miel; y la miel utilizada en concentraciones clínicamente obtenibles erradicaron por completo las biopelículas establecidas de *Pseudomonas aeruginosa*.

Estos resultados, junto con su amplio espectro antimicrobiano, demuestran que los apósitos para heridas a base de miel de manuka son un tratamiento prometedor para las heridas crónicas infectadas, incluidas aquellas con biopelículas de *Pseudomonas aeruginosa*.

Por lo tanto, la miel podría ser útil en heridas superficiales, quemaduras, heridas infectadas, úlceras de pie diabético, heridas complejas, heridas en pacientes pediátricos y en las biopelículas bacterianas.

CAPÍTULO 4: TERAPIA LARVAL EN HERIDAS

La terapia con gusanos consiste en la aplicación clínica de larvas vivas para el tratamiento de heridas no curativas, heridas que requieren desbridamiento, úlceras diabéticas o heridas difíciles de curar infectadas con bacterias resistentes a los antibióticos. La terapia de desbridamiento con gusanos acorta la curación y desinfecta las heridas. Sus beneficios están asociados con el desbridamiento, la desinfección y el crecimiento más rápido del tejido[14].

Esta terapia puede reducir la duración de la terapia con antibióticos y la necesidad de hospitalización, o puede disminuir la cantidad de visitas ambulatorias requeridas. Es un método relativamente rentable y, además de las ganancias financieras, puede reducir la frecuencia del tratamiento hospitalario, así como reducir efectivamente las biopelículas y la carga bacteriana en una herida [15].

En el ensayo clínico de Siavash M et al.[16] realizado en 2020 en Irán se analizó la eficacia de la terapia larval con gusanos en pacientes con úlceras de pie diabético. 42 pacientes con 42 úlceras de pie diabético no curativas participaron en este estudio.

La cicatrización completa de la herida se logró en 35 pacientes (83,3%) mediante terapia larval. El desbridamiento completo y luego la curación de las heridas ocurrieron en menos de 1.79 ± 0.8 meses. Persistieron cuatro úlceras y tres de ellas (7,1%) fueron amputadas. La terapia larval se puede considerar como un tratamiento efectivo para las úlceras de pie diabético, que no responden a las terapias convencionales.

En la investigación de Malekian A et al.[17] realizado en 2019 se evaluaron los efectos antimicrobianos de los gusanos medicinales de *Lucilia sericata* sobre *Staphylococcus aureus* y *Pseudomonas aeruginosa* en las úlceras del pie diabético. 50 pacientes adultos se incluyeron en este estudio.

Los sujetos fueron seleccionados al azar para el grupo tratado con gusanos (tratamiento) o tratamiento convencional (control). Los tratamientos convencionales como la terapia con antibióticos, el desbridamiento y la descarga se realizaron para ambos grupos, pero la terapia con gusanos se agregó al protocolo del grupo de tratamiento. La carga bacteriana fue monitoreada y comparada para ambos grupos usando cultivos recolectados usando la técnica de torunda. Las secreciones de la herida se midieron y compararon en ambos grupos.

El número de casos infectados con *Staphylococcus aureus* en el grupo de tratamiento se redujo significativamente después de 48 horas en comparación con el grupo de control. El número de casos infectados con *Pseudomonas aeruginosa* se redujo significativamente después de 96 horas.

En cuento a las secreciones de heridas; en el grupo de tratamiento fueron significativamente más altas que en el grupo de control. Estos hallazgos indican que la terapia larval con gusanos es un tratamiento seguro y eficaz de las úlceras del pie diabético infectadas.

En el estudio de Contreras-Ruiz J et al.[18] realizado en 2016 en España se examinó la eficacia de la terapia larval con gusanos en las úlceras venosas. En este ensayo clínico se comparó la terapia larval con gusanos con el desbridamiento quirúrgico y la aplicación tópica de sulfadiazina de plata (SSD) en 19 pacientes durante 4 semanas.

La terapia larval fue efectiva como desbridamiento quirúrgico asociado con SDD tópico en el desbridamiento de la herida y en la reducción de su tamaño. Se observó una diferencia significativa en la reducción de la carga bacteriana a favor del grupo terapia larval.

Este estudio sugiere que la terapia larval con gusanos es tan efectiva como el desbridamiento quirúrgico para el desbridamiento del tejido necrótico y promueve la curación de heridas en las úlceras venosas y es mejor para reducir la carga bacteriana.

La terapia larval podría servir en heridas y úlceras crónicas que precisen desbridamiento y no respondan a los tratamientos convencionales, úlceras diabéticas, úlceras venosas o heridas difíciles de curar infectadas con bacterias resistentes a los antibióticos.

CAPÍTULO 5: INSULINA EN HERIDAS

En los últimos años se ha sugerido el uso de insulina tópica sobre heridas ya que se ha observado que favorece la cicatrización, reepitelización, estimula la proliferación y migración de los queratinocitos, el estímulo angiogénico, el aumento de la deposición de colágeno, tejido de granulación, la resistencia a la tensión de la herida y la producción local de factores de crecimiento[19].

En el ensayo clínico de Stephen S et al.[19] realizado en 2016 en India se comparó la eficacia de la insulina tópica con la solución salina en úlceras por presión de grado 2 o 3. En el grupo de control se les aplicó a los pacientes gasas estériles empapadas con solución salina y en el grupo de insulina tópica (grupo tratamiento) se les aplicó a los pacientes insulina tópica teniendo en cuenta el área de la herida (1 unidad/cm2).

La insulina se roció sobre la superficie de la herida con una jeringa, se dejó secar durante 15 minutos y luego se cubrió con una gasa estéril. A la semana, el área de la úlcera se redujo de 11.79 ± 8.97 cm2 (día 1) a 11.43 ± 9.06 cm2 en el grupo de solución salina y de 9.61 ± 6.39 cm2 (día 1) a 6.24 ± 4.33 cm2 en el grupo de insulina tópica. Por tanto, la insulina tópica es segura y efectiva para reducir el tamaño de las úlceras por presión.

En el estudio de Singh M et al.[20] realizado en 2020 en India se analizó la eficacia de la insulina tópica en úlceras tróficas crónicas. 42 pacientes fueron reclutados y aleatorizados en dos grupos.

En el grupo de prueba, 23 pacientes recibieron 10 unidades (0,1 ml) de insulina tópica (Actrapid) en 1 ml de solución salina normal dos veces al día sobre las áreas tratadas. El grupo placebo (n=19) recibió solución salina tópica normal solamente. La mayoría de las úlceras (80%) estaban situadas sobre el antepié; la cabeza metatarsiana del hallux fue el sitio más común (86%).

La cicatrización de la herida fue más rápida en el grupo de insulina (0,61 ± 0,31 frente a 0,14 ± 0,42 cm por semana), y el número de días para completar la cicatrización fue significativamente más corto en el grupo de insulina en comparación con el grupo placebo (31,5 ± 17,6 frente a 44,3 ± 16,2 días). La terapia con insulina tópica puede ser una opción de tratamiento segura, eficaz, barata y fácilmente disponible en las úlceras tróficas crónicas.

En el estudio de Fai S et al.[21] realizado en 2017 en Malasia se determinó el efecto de la insulina tópica de 3 concentraciones [0,5, 1 y 2 unidades por gota 4 veces por día] en la cicatrización de heridas epiteliales corneales postoperatorias en pacientes diabéticos mediante un estudio doble ciego aleatorizado controlado en 32 pacientes.

Los resultados mostraron que la insulina tópica de 0.5 unidades es la más efectiva para curar el defecto epitelial corneal en pacientes diabéticos después de una cirugía de vitrectomía en comparación con placebo y concentraciones más altas siendo segura su administración en el ojo humano.

En el estudio de Azevedo F et al.[22] realizado en 2016 en Brasil se investigó el efecto de la insulina tópica en la cicatrización de heridas después de quemaduras.

Los resultados mostraron que el uso de insulina tópica puede reducir la duración de la fase inflamatoria; mejorar la reepitelización de heridas, la granulación de tejidos y la contracción de heridas; así como aumentar la deposición de colágeno favoreciendo la curación de las quemaduras.

La insulina podría servir en heridas crónicas, úlceras por presión, úlceras tróficas, heridas corneales, úlceras del pie diabético, heridas por traumas y quemaduras tanto en pacientes diabéticos como no diabéticos.

CAPÍTULO 6: ALOE VERA EN HERIDAS

El aloe vera es una planta de la familia *Asphodeloideae.* Contiene sustancias biológicamente activas entre las que se encuentran enzimas, polisacáridos, glicoproteínas, antraquinonas, compuestos fenólicos, vitaminas y minerales.

Todo ello juega un papel importante en la respuesta antiinflamatoria, antimicrobiana, antiviral, antioxidante, efectos de inmunorregulación y especialmente en la curación de heridas.

Contiene también alantonina que ayuda a curar más rápido y reducir las cicatrices por ello presenta múltiples beneficios sobre las heridas: reduce el porcentaje de la herida, la infiltración de leucocitos, la angiogénesis y la expresión de linfocitos CD8 +, aumenta el grosor epidérmico y la expresión de linfocitos CD4 +[23].

En la investigación de Hekmatpou D et al.[24] llevada a cabo en 2019 en Irán se analizaron los efectos y las aplicaciones del Aloe Vera. Los resultados mostraron que el Aloe Vera es capaz de retener la humedad, favorecer la integridad de la piel y prevenir las úlceras.

Por ello la aplicación de Aloe vera puede mejorar la cicatrización de heridas como quemaduras, heridas postoperatorias, pezones agrietados, herpes genital, psoriasis y heridas crónicas, incluidas úlceras por presión.

En el estudio de Najafian Y et al.[25] realizado en 2019 en Irán se evaluó la eficacia del Aloe vera en la curación de las úlceras del pie diabético. 40 pacientes se inscribieron en un ensayo clínico aleatorizado doble ciego.

Los pacientes que fueron asignados aleatoriamente al grupo de intervención (n=20), recibieron Aloe Vera además de los cuidados de rutina, mientras que los pacientes en el grupo control (n=20) recibieron placebo tópico además de los cuidados de rutina. La intervención se realizó dos veces al día durante 4 semanas en ambos grupos.

Al final del estudio, hubo una diferencia significativa entre los dos grupos. El Aloe Vera redujo significativamente la superficie de la úlcera en comparación con el grupo control. Por tanto, el Aloe Vera tópico parece ser un tratamiento efectivo, barato y seguro en úlceras del pie diabético.

Avijgan M et al.[26] compararon la efectividad y el costo del Aloe Vera con los tratamientos convencionales en pacientes con úlceras crónicas. 60 pacientes con úlceras crónicas (más de 3 semanas) se dividieron en dos grupos de 30 pacientes por grupo. En un grupo, se aplicó tratamiento convencional más Aloe Vera y en el otro grupo, solo se usó el tratamiento convencional.

Después de tres meses de seguimiento, la cicatrización de heridas se produjo en 28 (93,3%) pacientes en el grupo de Aloe Vera y 14 (46,7%) pacientes en el grupo control. El tiempo promedio general de cicatrización de heridas fue de 31.25 ± 11.2 y 63.2 ± 20.4 en los grupos de Aloe Vera y control, respectivamente. El tiempo medio de hospitalización fue de 35.2 ± 6.4 y 67.4 ± 8.9 en los grupos de Aloe Vera y control, respectivamente.

El costo promedio del Aloe vera y el tratamiento convencional por paciente fue de $2 y $10 diarios, respectivamente. Por tanto, el Aloe Vera es un tratamiento beneficioso y rentable para pacientes con úlceras crónicas.

El Aloe Vera podría ser eficaz en la cicatrización de heridas postoperatorias, herpes genital, pezones agrietados, psoriasis, heridas crónicas, úlceras por presión, en la cicatrización de injertos, úlceras del pie diabético, quemaduras, úlceras crónicas y heridas cutáneas.

CAPÍTULO 7: AZÚCAR EN HERIDAS

La administración tópica de compuestos a base de azúcar tiene múltiples beneficios sobre la cicatrización de heridas. El azúcar aumenta la contracción de la herida, reduce la formación de cicatrices, favorece la regeneración de una epidermis sana y además presenta actividad antimicrobiana por la capacidad de limpiar las heridas y eliminar el tejido necrótico de estas.[27].

En el caso clínico reportado por Naselli A et al.[28] realizado en 2017 en Italia se describe el tratamiento exitoso por instilación directa de azúcar granular en la herida del sitio quirúrgico infectado resistente a los antibióticos de un niño con sarcoma. La instilación de azúcar en la herida positiva de *Enterobacter cloacae* productora de betalactamasa de espectro extendido, además del tratamiento sistémico permitió la negativización del cultivo en seis días y la cicatrización completa de la herida en 30 días. Estos resultados hacen que el uso de azúcar sea una opción atractiva para las heridas que son difíciles de tratar, incluso en un niño inmunocomprometido.

En el estudio de Rayman G et al.[29] realizado en 2019 en Reino Unido se exploró el efecto de un apósito de sacarosa versus un apósito de control sobre el cierre de heridas en pacientes con úlceras neuroisquémicas del pie diabético. Se asignaron aleatoriamente a los participantes (1:1), para el tratamiento con un apósito de sacarosa (n=126) o un apósito control (n=114) durante 20 semanas. Ambos grupos recibieron el mismo estándar de atención durante un período de detección de 2 semanas antes de la asignación al azar y durante el tratamiento. Después de 20 semanas, se produjo el cierre de la herida en 60 pacientes (48%) en el grupo de apósito de sacarosa y en 34 pacientes (30%) en el grupo control. Los apósitos de sacarosa mejoran significativamente el cierre de heridas de las úlceras del pie diabético neuroisquémico sin afectar la seguridad después de 20 semanas de tratamiento junto con la atención estándar.

El azúcar podría ser eficaz en heridas difíciles de tratar incluidos los pacientes pediátricos inmunodeprimidos, úlceras del pie diabético y en úlceras crónicas infectadas.

CAPÍTULO 8: PIEL DE PESCADO EN QUEMADURAS

La piel del pescado, especialmente de la tilapia, es rica en fibras de colágeno tipo I y III, tiene resistencia a la humedad, presenta una morfología similar a la piel humana y su microbiota no es infecciosa. Por ello, en las investigaciones recientes se ha utilizado la piel del pescado en el tratamiento de las quemaduras[30].

En el estudio de Alam K et al.[31] realizado en 2019 en Reino Unido se trató a 10 pacientes con xenoinjertos de piel de pescado debido a quemaduras. No hubo reacciones adversas en el uso de los injertos de piel de pescado, ni infecciones. El manejo de la piel del pez fue excelente y fácil de aplicar. Se observó un efecto analgésico y unos tiempos de curación promedio relativamente cortos hasta conseguir el 100% de reepitelización.

En el estudio de Magnusson S et al.[32] realizado en 2017 en Islandia se analizaron las propiedades de la piel de pescado acelular y se compararon con las de la membrana deshidratada de amnios / corion humanos. Los resultados mostraron que la microestructura de la piel del pez acelular es altamente porosa, mientras que la microestructura de la membrana deshidratada de amnios / corion humano es principalmente no porosa. Los injertos de piel de pescado muestran una capacidad superior para soportar el crecimiento tridimensional de células en comparación con la membrana deshidratada de amnios / corion humanos y la piel de pescado es una barrera bacteriana durante 24 a 48 horas. Por tanto, las propiedades biomecánicas únicas del injerto de piel de pez acelular lo hacen ideal para ser utilizado como una cubierta para traumatismos graves y heridas por quemaduras.

En el caso clínico descrito por Lima-Junior EM et al.[33] realizado en 2019 en Brasil se presenta el tratamiento exitoso de piel de pescado en un niño de 3 años con múltiples quemaduras (18% de la superficie corporal total con quemaduras de espesor parcial superficial). Los resultados mostraron que hubo una buena adherencia de la piel de tilapia al lecho de la herida y el paciente fue dado de alta con un total de 10 días necesarios para la reepitelización completa de su quemadura.

La piel de pescado podría ser eficaz en el tratamiento de las quemaduras cutáneas de adultos y niños.

CAPÍTULO 9: ÁCIDO ACÉTICO EN BIOPELÍCULAS BACTERIANAS

Las biopelículas bacterianas se consideran un importante obstáculo en el tratamiento de heridas crónicas, debido a su tolerancia a los antibióticos y otros agentes antimicrobianos. Recientemente se ha sugerido combatirlas mediante ácido acético. El ácido acético puede alterar las biopelículas al difundirse libremente a través de las biopelículas bacterianas y la estructura de la membrana celular bacteriana. Luego, el ácido se disocia para liberar los iones de hidrógeno, lo que lleva al trastorno del desequilibrio ácido-base, el cambio de la conformación de proteínas y la degradación del ADN dentro de las membranas[34].

En el estudio de Madhusudhan VL et al.[35] realizado en 2016 en India se analizó la eficacia del ácido acético al 1% como único agente antimicrobiano para el tratamiento de heridas crónicas con biopelículas bacterianas. Un total de 32 pacientes se inscribieron en el estudio. Los sujetos fueron aleatorizados por igual al grupo de ácido acético al 1% y al grupo de vendaje salino. Ninguno de los pacientes recibió antibióticos sistémicos durante el período de estudio y los apósitos se recibieron dos veces al día. La duración del tratamiento requerido para eliminar la biopelícula bacteriana de las heridas en el grupo de ácido acético fue en promedio 7 días menos que la requerida por el grupo de solución salina. En el grupo de ácido acético al 1%, la biopelícula se eliminó en 4,5 días y en el grupo solución salina, se eliminó en 11,5 días. Por tanto, el ácido acético al 1% es un antiséptico tópico simple, seguro y efectivo que se puede utilizar en la eliminación de biopelículas bacterianas de las heridas infectadas crónicas.

En la investigación de Kjeldsen M et al.[36] realizada en 2020 en Dinamarca se demuestra la eficacia del ácido acético para combatir las biopelículas bacterianas de *Pseudomonas aeruginosa* y *Staphylococcus aureus*. El resultado principal fue la viabilidad de las bacterias después del tratamiento. Los resultados mostraron la erradicación completa de la biopelícula de *Pseudomonas aeruginosa* con ácido acético al 0,50% y la erradicación completa de la biopelícula de *Staphylococcus aureus* con ácido acético al 1,25%.

El ácido acético podría ser eficaz para combatir biopelículas bacterianas en heridas y úlceras infectadas.

CAPÍTULO 10: OXIGENOTERAPIA HIPERBÁRICA EN ÚLCERAS DEL PIE DIABÉTICO

Las úlceras del pie diabético se caracterizan por hipoxia. Para muchos pacientes, la terapia con oxígeno hiperbárico es el último recurso para salvar la extremidad de la amputación, para lo cual no se comprende la base molecular.

El tratamiento con oxígeno hiperbárico adyuvante podría fomentar una mejor cicatrización de heridas y menores tasas de amputación de pies diabéticos[37].

En el estudio de Semadi NI et al.[38] realizado en 2019 en Indonesia se evaluó la capacidad de la oxigenoterapia hiperbárica como terapia complementaria en la curación de las úlceras del pie diabético.

Todos los pacientes recibieron el mismo tratamiento, incluido el desbridamiento de la herida y el cuidado de la herida, pero los pacientes del grupo oxigenoterapia hiperbárica respiraron oxígeno al 100% a 2,4 ATA durante 90 minutos en un total de 20 sesiones (cuatro semanas). Hubo 32 pacientes diabéticos con úlceras del pie diabético Wagner 3-4.

Los niveles del factor de crecimiento endotelial vascular después de cuatro semanas de oxigenoterapia hiperbárica se elevaron significativamente en comparación con el grupo control. Los niveles de factor de necrosis tumoral alfa después de cuatro semanas de terapia disminuyeron. Se observó una epitelización más rápida en el grupo de oxigenoterapia hiperbárica.

La administración de oxigenoterapia hiperbárica conduce a niveles aumentados de factor de crecimiento endotelial vascular, niveles disminuidos de factor de necrosis tumoral alfa y aceleración de la cicatrización de heridas de pacientes con úlceras del pie diabético.

En el estudio de Nik Hisamuddin NAR et al.[39] realizado en 2019 en Malasia se investigó el efecto de la oxigenoterapia hiperbárica en pacientes con úlcera del pie diabético, además del tratamiento estándar del cuidado de heridas. 58 pacientes diabéticos con úlceras en Wagner Grado 2 y superiores participaron en este estudio.

Los pacientes asignados recibieron atención convencional de heridas con oxigenoterapia hiperbárica adicional administrado a 2,4 ATA durante 90 minutos. Los pacientes en el grupo de control solamente recibieron atención convencional de heridas.

Los resultados mostraron que hubo una mayor reducción del tamaño de las heridas en el grupo de oxigenoterapia hiperbárica.

El grupo de oxigenoterapia hiperbárica tiene probabilidades casi 44 veces más altas de lograr al menos un 30% de reducción del tamaño de la herida dentro del período de estudio.

La oxigenoterapia hiperbárica afecta significativamente a la tasa de curación de las úlceras del pie diabético en términos de reducción del tamaño de la herida en comparación con la administración del cuidado de heridas convencional solo.

La oxigenoterapia hiperbárica podría ser eficaz para acelerar la curación en las úlceras del pie diabético.

CAPÍTULO 11: PRESIÓN NEGATIVA EN QUEMADURAS

La terapia de heridas por presión negativa requiere la colocación de un apósito sobre una herida, cubierto con una película adhesiva, y aplicar a estos apósitos una presión negativa de manera controlada. Los dispositivos de presión negativa cuantifican con precisión las pérdidas de agua por quemaduras y permiten adaptar la reanimación líquida[40].

En el estudio de Kement M et al.[41] realizado en 2018 en Turquía se evaluó la eficacia de la presión negativa en el tratamiento de las quemaduras en 38 pacientes. Los factores etiológicos incluyeron lesiones por quemaduras eléctricas (54.3%), lesiones por quemaduras químicas (20%), lesiones por quemaduras por llama (17.2%) y quemaduras por agua caliente (8.4%) pacientes. La gravedad de las quemaduras fue de grado 3 o 4. La duración media de la terapia con presión negativa fue de 10,1 ± 3,9 días. No hubo complicaciones. Como resultado de la aplicación de esta terapia, se observó una disminución en el área de superficie, edema y secreción de la herida y un aumento en el tejido de granulación y la perfusión de la herida en todos los pacientes tratados. Los cultivos de heridas no revelaron crecimiento bacteriano en ninguno de los pacientes. La duración media del cierre de la herida fue de 11,2 ± 3,7 días. Estos resultados muestran que la terapia de herida por presión negativa puede reducir el número de sesiones de desbridamiento de la herida, el tiempo de cierre de la herida y la hospitalización en lesiones por quemaduras importantes que exponen los tendones y huesos subyacentes.

En el estudio de Pedrazzi NE et al.[42] realizado en 2020 en Suiza se analizó la eficacia de la terapia con presión negativa en un 466 pacientes entre 2 meses y 18 años con quemaduras profundas de múltiples etiologías de grado 2 o 3, desde unos días hasta varios meses, en superficies pequeñas y 40% de la superficie corporal, y en áreas difíciles. Los resultados mostraron que esta terapia es particularmente beneficiosa en la población pediátrica debido a los cambios de apósito menos frecuentes y la movilización temprana. Los datos recopilados proporcionan pautas sobre el uso de la terapia con presión negativa en quemaduras pediátricas utilizando el modo continuo con una presión de -50 a -75 mmHg para niños menores de 2 años y de -75 a -125 mmHg en niños mayores de 2 años.

La terapia de heridas con presión negativa podría ser eficaz en el tratamiento de quemaduras de diversas etiologías (eléctricas, químicas, quemaduras por llama, quemaduras por agua caliente...) en pacientes adultos y pediátricos.

CAPÍTULO 12: PRESIÓN NEGATIVA CON TERAPIA DE INSTILACIÓN EN HERIDAS INFECTADAS

La terapia de heridas con presión negativa e instilación retrógrada de soluciones antisépticas y/o antibióticas en la superficie de la herida, es un tratamiento que permite promover la limpieza y, en consecuencia, el proceso de curación de heridas infectadas. Esta terapia es capaz de irrigar las heridas con diversas soluciones entre intervalos de presión negativa ofreciendo un control volumétrico automatizado de las soluciones instiladas. Por tanto, mediante esta terapia se consigue la administración intermitente de un volumen predeterminado de solución, permitiendo que permanezca en el lecho de la herida durante un período de tiempo seleccionado, antes de que se reanude la presión negativa[43].

En el estudio de Hall KD et al.[44] realizado en 2019 en Estados Unidos se determinó la eficacia de la terapia de herida por presión negativa con instilación en heridas infectadas. La terapia comenzó con la instilación de solución salina y una solución antiséptica durante 3 a 10 minutos. Posteriormente se administró presión negativa continua a -125 o -150 mm Hg. Los ciclos se repitieron cada 1-3 horas, el tratamiento se aplicó durante 5 a 44 días, y los apósitos se cambiaron cada 2-3 días. Los resultados mostraron tejido de granulación y un cierre completo de las heridas.

En el ensayo clínico de Milcheski DA et al.[45] realizado en 2017 en Brasil se analizó la eficacia de la terapia con presión negativa establecida en 125 mmHg durante dos horas e instilación entre las pausas en 10 pacientes con heridas infectadas. El tiempo de instilación fue de 20 minutos (tiempo de contacto del agente tópico con la herida) y la sustancia instilada fue 0,9% de solución salina normal. El intervalo hasta la cobertura completa de la herida fue de 6,3 días y el intervalo hasta el momento del alta fue de 11,4 días. Por tanto, este tratamiento es eficaz en heridas infectadas ya que reduce el tiempo de curación.

La terapia de heridas con presión negativa e instilación retrógrada de soluciones antisépticas podría ser eficaz en el tratamiento de heridas infectadas.

CAPÍTULO 13: ALOINJERTO DE MEMBRANA AMNIÓTICA EN ÚLCERAS POR PRESIÓN

Las propiedades bioquímicas de la membrana amniótica ayudan a modular la inflamación y a mejorar la cicatrización de los tejidos blandos. En ensayos clínicos controlados, se ha mostrado la eficacia de los aloinjertos deshidratados de membrana de corión / amnios humanos sobre las úlceras por presión. La decisión de utilizar tratamientos avanzados para el cuidado de heridas se basa en la tasa de curación observada después del inicio del cuidado de heridas estándar y los factores de riesgo del paciente. La elegibilidad para tratamientos como los aloinjertos de membrana amniótica incluye úlceras sin una reducción del 50% después de 4 semanas, o antes en pacientes considerados de alto riesgo de no curación o con antecedentes de úlceras o heridas crónicas[46].

En el estudio de Berhane CC et al.[47] realizado en 2019 en Estados Unidos se exploraron los resultados en 10 pacientes con úlceras por presión de categoría II y III tratados con aloinjertos de membrana de corión y amnios humanos deshidratados semanalmente más cuidado estándar de heridas. Después de la primera aplicación de membrana de corión y amnios humanos deshidratados 7 de las 10 úlceras disminuyeron su tamaño. Tras el periodo de 8 semanas de evaluación, 9 de las 10 úlceras por presión redujeron su tamaño, y 3 de 10 se curaron por completo.

En la revisión de Smiell JM et al.[48] realizada en 2015 en Estados Unidos se analizaron los resultados de la aplicación de aloinjertos de membrana de corión y amnios humanos deshidratados en un total de 244 úlceras. Los resultados del análisis demostraron que durante el curso habitual de un promedio de 8 semanas de tratamiento, casi el 50% de las úlceras (incluidas las que fallaron en la terapia previa con productos biológicos avanzados) con un área de referencia promedio de 3,1 cm2 lograron el cierre completo en una mediana de 6,3 semanas sin experiencias adversas relacionadas con el producto. Este estudio demostró la seguridad y el beneficio clínico de los aloinjertos de membrana de corión y amnios humanos deshidratados para apoyar el cierre de las úlceras.

El aloinjerto de membrana de corión y amnios humanos deshidratados podría ser eficaz en el tratamiento de úlceras por presión.

CAPÍTULO 14: ACEITE DE OLIVA EN HERIDAS

El aceite de oliva es un aceite vegetal compuesto por ácidos grasos, como son el ácido oleico (75 %), ácido palmítico, ácido linoleico, vitamina E, escualenos, esteroles, alcoholes triterpenoides, clorofila, carotenoides y ciertos compuestos fenólicos que le proporciona carácter antioxidante.

El aceite de oliva posee efectos antiinflamatorios y antioxidantes en la piel, promueve la cicatrización de heridas, la reparación de la barrera cutánea y sobre todo ello a nivel de la piel restaura la homeostasis cutánea[49].

En el estudio de Díaz-Valenzuela A et al.[50] realizado en 2019 en España se comparó la eficacia de la aplicación tópica de una solución de aceite de oliva con la aplicación de ácidos grasos hiperoxigenados para la prevención de úlceras por presión en residencias de ancianos.

La población del estudio estaba compuesta por 571 pacientes, asignados aleatoriamente a un grupo de ácidos grasos hiperoxigenados (n=288) o un grupo de solución de aceite de oliva (n=283). Ambas soluciones se aplicaron en áreas de la piel en riesgo cada 12 horas durante 30 días.

La incidencia de úlceras por presión fue del 4,18% en el grupo de aceite de oliva frente al 6,57% en el grupo control. Por tanto, este estudio muestra la efectividad y seguridad de la aplicación tópica de aceite de oliva para prevenir las úlceras por presión en los ancianos institucionalizados.

La aplicación tópica de aceite de oliva podría ser eficaz en la prevención de heridas y úlceras por presión.

CAPÍTULO 15: MEMBRANA DE CÁSCARA DE HUEVO EN HERIDAS

La membrana de cáscara de huevo es un producto rico en colágeno, ácido hialurónico, condroitina, glucosamina, queratina y lisozima. Activa el desarrollo de los fibroblastos, promueve la producción de colágeno tipo III y posee propiedades antiinflamatorias. Todo ello le confiere efectos positivos en los eventos celulares tempranos durante la cicatrización de heridas[51].

En el estudio de Ahmed TAE et al.[52] realizado en 2019 en Canadá se evaluó la eficacia de membrana de cáscara de huevo para promover la cicatrización de heridas en la piel. El análisis proteómico de la membrana de cáscara de huevo identificó 110 proteínas, incluidas proteínas estructurales como el colágeno y las proteínas de membrana de cáscara de huevo ricas en cisteína que juntas constituyen aproximadamente el 40% de la membrana. Tras la aplicación de la membrana de cáscara de huevo se aceleró la cicatrización de heridas, incluida la respuesta al estímulo externo, la respuesta de defensa, la respuesta inflamatoria y la adhesión del sustrato celular. Se descubrió que la membrana de cáscara de huevo acelera significativamente el cierre de la herida en los días 3, 7 y 10. La evaluación histológica mostró un tejido de granulación significativamente más grueso en las heridas tratadas con membrana de cáscara de huevo que los controles no tratados en los días 10 y 17. Además, la puntuación histológica mostró niveles más altos de colágeno depósito en el día 10 en heridas tratadas con membrana de cáscara de huevo. Por lo tanto, la membrana de cáscara de huevo es un biomaterial biocompatible y no citotóxico que tiene un gran potencial para convertirse en un producto rentable en heridas.

En el estudio de Guarderas F et al.[53] realizado en 2016 en Estados Unidos se investigó la eficacia del vendaje de membrana de huevo en la cicatrización de heridas. Los participantes recibieron tratamiento con membrana de huevo en la mitad inferior de la herida, mientras que la otra mitad recibió tratamiento estándar. La parte de la herida tratada con membrana de huevo tuvo una tasa de curación significativamente más rápida en comparación con el control en las primeras etapas de curación entre los días 0 y 5. Este grupo curó un 21% más rápido durante esta fase temprana, en comparación con el grupo de control.

La membrana de cáscara de huevo podría ser eficaz en el tratamiento de heridas en las primeras etapas de curación.

CAPÍTULO 16: CÉLULAS DEL CORDÓN UMBILICAL EN ÚLCERAS CRÓNICAS

Las células madre mesenquimales del cordón umbilical humano son herramientas terapéuticas potenciales para la regeneración de tejidos. Estas células mejoran la curación de las úlceras cutáneas ya que promueven la generación de queratina y la proliferación de queratinocitos de las áreas de la úlcera. Además, aumentan la expresión de CD31 y del factor de crecimiento endotelial vascular en las úlceras, promueven la neovascularización y la reepitelización[54].

En el estudio de Mejía-Barradas CM et al.[55] realizado en 2019 en México se describe el caso clínico de un paciente con dehiscencia en una úlcera crónica tratada con células madre mesenquimales del cordón umbilical.

Los resultados mostraron que se indujo formación de cicatriz y neovascularización, así como la disminución de leucocitos infiltrados y citoquinas proinflamatorias. Debido a la eficacia del tratamiento, estos autores proponen la aplicación de células mesenquimales como una alternativa eficaz para el tratamiento de úlceras crónicas.

En el ensayo clínico de Hashemi SS et al.[56] realizado en 2019 en Irán se evaluó el efecto curativo de las células madre de Wharton del cordón umbilical en las úlceras crónicas de la piel. En un ensayo clínico aleatorizado, se inscribieron cinco pacientes con heridas diabéticas crónicas. El tratamiento de las células madre se aplicó durante 9 días, cada 3 días con un seguimiento de 1 mes.

En los pacientes tratados, el tiempo de curación de la herida y el tamaño de la herida disminuyeron significativamente, y después de 9 días. Por lo tanto, este tratamiento podría acelerar significativamente el efecto curativo en las heridas diabéticas crónicas.

Las células madre mesenquimales del cordón umbilical humano podrían ser eficaces en el tratamiento de úlceras crónicas.

CAPÍTULO 17: SEVOFLURANO PARA EL DOLOR DE LAS ÚLCERAS

El sevoflurano es una molécula fluorada derivada del éter ampliamente utilizada como anestésico inhalado en la inducción y mantenimiento de la anestesia general. En los últimos años, han surgido evidencias que destacan sus efectos analgésicos centrales y periféricos, incluso después de la aplicación tópica, así como sus propiedades de curación de heridas en las úlceras de la piel, destacando especialmente su aplicación tópica para reducir el dolor que producen las úlceras[57].

En el estudio de Amores Valenciano P et al.[58] realizado en 2018 en España se demuestra la eficacia y seguridad del sevoflurano tópico como tratamiento analgésico de rescate en el dolor refractario debido a úlceras venosas crónicas.

En el estudio de Imbernon-Moya A et al.[59] realizado en 2017 en España se examinó la eficacia del sevoflurano tópico en 30 pacientes con úlceras dolorosas. Se programaron visitas de limpieza con sevoflurano cada 2 días durante 1 mes. La escala visual analógica inicial fue de 8.8 ± 1.3 puntos y en la duodécima limpieza, la escala visual analógica fue de 0.8 ± 1 puntos. Mejoró la calidad de vida (83 ± 14 puntos antes del tratamiento versus 50 ± 14 en la duodécima limpieza) y la capacidad funcional (82 ± 13.3 antes del tratamiento versus 91 ± 11.6 puntos en la duodécima limpieza).

El perfil de seguridad fue favorable y no hubo toxicidad sistémica. El sevoflurano tópico puede ser una alternativa terapéutica para los pacientes con úlceras dolorosas, con un efecto analgésico rápido, intenso y duradero.

En el estudio de Dámaso Fernández-Ginés F et al.[60] realizado en 2017 se demuestra la eficacia del sevoflurano tópico para disminuir el dolor en pacientes con úlceras vasculares resistentes al tratamiento a largo plazo. En comparación con la atención estándar el sevoflurano es capaz de reducir no solo el dolor sino también el tamaño de la úlcera.

El sevoflurano tópico podría ser eficaz en la reducción del dolor de las úlceras cutáneas.

CAPÍTULO 18: OZONOTERAPIA EN ÚLCERAS DEL PIE DIABÉTICO

La ozonoterapia presenta un efecto beneficioso sobre las úlceras del pie diabético, desempeñando un papel importante en los mecanismos reguladores del proceso inflamatorio.

La estimulación de la actividad funcional de los macrófagos bajo la influencia del ozono, así como la presencia de cambios destructivos en dichas células sin lesiones necrotizantes, se explica por la inclusión del mecanismo de apoptosis como un factor positivo en la regulación de la homeostasis local al finalizar de la etapa inflamatoria (exudativa) del proceso de la herida.

Por ende, el ozono es un gas que puede optimizar el metabolismo celular y, debido a sus efectos antioxidantes y antibacterianos, puede ayudar a una mejor curación de la úlcera del pie diabético[61].

En el estudio de Zhang J et al.[62] realizado en China se analizó la eficacia de la ozonoterapia en 50 pacientes con úlceras de pie diabético, etapa Wagner 2-4. Los pacientes fueron asignados al azar al grupo de control tratado solo con terapia estándar o al grupo de ozono tratado con terapia estándar más ozonoterapia.

La tasa efectiva del grupo de ozono fue significativamente mayor que la del grupo de control (92% versus 64%). La reducción del tamaño de la herida fue significativamente mayor en el grupo de ozono que en el grupo control.

Después del tratamiento, las expresiones de las proteínas del factor de crecimiento endotelial vascular, el factor de crecimiento transformante β y las proteínas del factor de crecimiento derivado de plaquetas en el día 11 fueron significativamente mayores en el grupo de ozono que en el grupo de control. Por tanto, la terapia con ozono promueve la cicatrización de las úlceras del pie diabético en la etapa temprana del tratamiento.

En el estudio de Izadi M et al.[63] realizado en 2019 en Irán se analizó la efectividad de la ozonoterapia en 200 pacientes con úlceras del pie diabético que variaban del grado 1 al 4 según la clasificación de Wagner. El grupo 1 recibió tratamiento con ozonoterapia, además del tratamiento estándar, mientras que el grupo 2 recibió atención estándar para el pie diabético solamente.

Todos los pacientes tuvieron un cierre completo de la herida en el grupo de ozono. El área de superficie promedio de referencia de las úlceras fue 13.41 ± 14.092cm2 (rango 1-70cm2) en el grupo de ozono y 12.72 ± 0.911 (rango 1_64cm2) en el grupo control.

El tiempo promedio de curación fue de 69.44 ± 36.055 días (rango 15-180 días), que es significativamente menor que el tiempo de curación promedio medido en el grupo control.

Estos resultados respaldan la eficacia de la ozonoterapia, especialmente en su uso integral en la curación de las úlceras del pie diabético y la reducción de las posibilidades de infección y amputación.

La ozonoterapia podría ser eficaz para acelerar la curación de las úlceras del pie diabético.

CAPÍTULO 19: PROBIÓTICOS EN HERIDAS INFECTADAS

Los probióticos pueden ayudar en la curación de las heridas infectadas al estimular la producción de células inmunes, y al exhibir efectos antagónicos contra los patógenos a través de la exclusión competitiva de los patógenos. Los probióticos más utilizados en las heridas infectadas son las especies *Lactobacillus plantarum, Lactobacillus casei, Lactobacillus acidophilus y Lactobacillus rhamnosus*. La aplicación de estos probióticos reduce las infecciones, especialmente cuando se usa como adyuvante con antibióticos[64].

En el estudio de Ong JS et al.[65] realizado en 2020 en Japón y Malasia se demuestra el potencial del probiótico *Lactobacillus plantarum* para ayudar a la cicatrización de heridas al suprimir la infección por *Staphylococcus aureus* en los sitios de las heridas y promover la inmunidad innata del huésped.

En la revisión de Brognara L et al.[66] realizada en 2019 en Italia se evaluó la eficacia de la aplicación de probióticos para el tratamiento de heridas crónicas infectadas. La mayoría de los estudios publicados sobre los efectos de los probióticos para el tratamiento de heridas crónicas infectadas informaron una inhibición parcial del crecimiento microbiano, la formación de biopelículas y la detección de quórum. La aplicación de probióticos representa una opción eficaz en el tratamiento de heridas crónicas infectadas con bacterias resistentes a múltiples fármacos. *Lactobacillus Plantarum* es la cepa con más beneficios.

En el estudio de Onbas T et al.[67] realizado en 2019 en Turquía se exploró la eficacia de *Lactobacillus plantarum* en el tratamiento de heridas infectadas con *Pseudomonas aeruginosa* y *Staphylococcus aureus*. Se demostró que *Lactobacillus plantarum* inhibió el crecimiento de los patógenos. Los resultados sugirieron que *Lactobacillus plantarum* puede ser una estrategia alternativa de control biológico contra las heridas infectadas por su actividad antimicrobiana, anti-biofilm, anti-quórum y antioxidante.

En el estudio de Lenzmeier TD et al.[68] realizado en 2019 en Estados Unidos se demostró que el probiótico *Lactobacillus gasseri* es eficaz para inhibir las biopelículas de *Pseudomona aeruginosa*, así como para reducir la carga biológica de la herida y la sepsis. demás *Lactobacillus gasseri* evitó el desarrollo de biopelículas, eliminó las biopelículas parcialmente desarrolladas, redujo la mortalidad y evitó la diseminación sistémica.

La aplicación tópica de probióticos podría ser eficaz para acelerar la curación en las heridas infectadas.

CAPÍTULO 20: ONDAS DE CHOQUE EXTRACORPÓREAS EN ÚLCERAS DEL PIE DIABÉTICO

La terapia de ondas de choque extracorpóreas es una nueva modalidad de tratamiento para estimular la regeneración de tejidos y la antifibrosis. Se asocia con pocos y leves efectos adversos.

Las ondas de choque extracorpóreas son ondas sonoras que a través de sus mecanismos de inmunomodulación y mecanotransducción disminuyen los efectos proinflamatorios que cronifican las úlceras cutáneas, aumentan la perfusión de los tejidos isquémicos promoviendo la neoangiogénesis, estimulan los factores de crecimiento y la expresión de células mediadoras en la cicatrización, acelerando de esta forma la epitelización[69].

En el estudio de Galiano R et al.[70] realizado en 2019 en Estados Unidos y Canadá se analizó la seguridad y eficacia de las ondas de choque extracorpóreas utilizadas de forma complementaria con atención estándar en el tratamiento de las úlceras neuropáticas del pie diabético, en comparación con el tratamiento simulado y la atención estándar.

La reducción del área de la herida (48.6% versus 10.7%) y la reducción del perímetro (46.4% versus 25.0%) y el tiempo de cierre de la úlcera fueron significativamente mayores en el grupo de terapia de ondas de choque extracorpóreas en comparación con el grupo tratado con simulación, respectivamente.

La proporción de sujetos que alcanzaron la reducción del área de la herida desde el inicio en la semana 12 de más del 90% fue significativamente mayor en el grupo de ondas de choque.

Los resultados muestran que las ondas de choque extracorpóreas administradas de forma complementaria con la atención estándar constituyen una terapia avanzada efectiva para las úlceras neuropáticas que no responden a la atención estándar.

En el estudio de Snyder R et al.[71] realizado en 2018 en Estados Unidos se examinó la efectividad de la terapia de ondas de choque extracorpóreas en las úlceras del pie diabético.

336 participante se aleatorizaron para recibir atención estándar junto con ondas de choque (n=172), o atención estándar y simulación (n=164). Los dos grupos recibieron el

tratamiento 4 veces durante dos semanas (estudio uno) y 8 veces durante doce semanas (estudio dos).

Los resultados mostraron que se curaron más úlceras del grupo de ondas de choque. A las 20 semanas; 35.5% versus 24.4%, y a las 24 semanas 37.8% versus 26.2% en el grupo de ondas de choque en comparación con el grupo simulación.

La terapia de ondas de choque extracorpóreas es un tratamiento efectivo en combinación con la atención estándar para las úlceras del pie diabético que no responden a la atención rutinaria.

La terapia de ondas de choque extracorpóreas podría ser eficaz para acelerar la curación en las úlceras del pie diabético.

CAPÍTULO 21: TERAPIA FOTODINÁMICA ANTIMICROBIANA EN ÚLCERAS INFECTADAS

La terapia fotodinámica antimicrobiana es una modalidad terapéutica basada en moléculas fotosensibilizadoras que terminan generando especies reactivas de oxígeno que inducen la destrucción de las células objetivo cuando se irradian con luz de una longitud de onda adecuada y a una dosis adecuada. La terapia fotodinámica antimicrobiana proporciona inactivación bacteriana y promueve la curación de heridas, y por lo tanto, se puede usar para controlar la infección y la colonización microbiana de las úlceras[72].

En el estudio de Monami M et al.[73] realizado en 2020 se analizó la eficacia de la terapia fotodinámica con un derivado de ftalocianina (RLP068) en la carga bacteriana y en el proceso de curación de úlceras del pie diabético infectadas. Se aplicó RLP068 en la superficie de la úlcera, y el área se iluminó durante 8 minutos con una luz roja. Todo el procedimiento se repitió tres veces por semana (muestra A), y dos veces por semana en (muestra B) durante 2 semanas. En la muestra A, la carga bacteriana disminuyó significativamente después de un solo tratamiento, y el beneficio persistió durante 2 semanas. Se observaron efectos similares del primer tratamiento en la muestra B. En ambas muestras, el área de la úlcera mostró una reducción significativa durante el seguimiento, incluso en pacientes con úlceras infectadas con gérmenes gramnegativos o con hueso expuesto.

En el estudio de Aspiroz C et al.[74] realizado en 2017 en España se demuestra la eficacia de la terapia fotodinámica antimicrobiana en dos casos clínicos de úlceras crónicas de las extremidades inferiores con presencia de superinfección micótica y bacteriana. La terapia fotodinámica con azul de metileno como fotosensibilizador condujo a una cura clínica y microbiológica sin efectos adversos significativos y redujo el uso de antibióticos y la inducción de resistencia.

En el estudio de Martinelli N et al.[75] realizado en 2019 en Italia se expone la eficacia de la terapia fotodinámica antimicrobiana con fenotiazinio en 4 casos clínicos de úlceras del pie diabético infectadas. Esta terapia promovió la cicatrización de la úlcera, disminuyó la carga de infección y fue bien tolerada.

La terapia fotodinámica antimicrobiana podría ser eficaz en el tratamiento de las úlceras infectadas.

CAPÍTULO 22: TIMOLOL TÓPICO EN ÚLCERAS CRÓNICAS

El timolol es un derivado de propanolamina y actúa como un bloqueador β-adrenérgico no selectivo. Se utiliza principalmente como colirio en la hipertensión ocular pero recientemente se ha sugerido su uso de forma tópica en heridas.

Se ha demostrado que el timolol promueve la reepitelización de heridas al bloquear la red autocrina del receptor β2-adrenérgico dentro de la epidermis[76].

En el ensayo clínico de Thomas B et al.[77] realizado en 2017 en India se examinó la eficacia timolol tópico en la cicatrización de úlceras crónicas venosas y diabéticas crónicas en 60 pacientes. Las úlceras en el grupo estudio (n=30) se trataron con solución tópica de timolol al 0,5% junto con antibióticos y apósitos; las del grupo control (n=30) recibieron solo antibióticos y apósitos.

Los resultados mostraron mayor reducción del área de la úlcera en los pacientes tratados con timolol. De tal manera que se demostró que el bloqueo β tópico con timolol mejora la curación de las úlceras crónicas.

En el caso clínico reportado por Alsaad AMS et al.[78] llevado a cabo en 2019 en Arabia Saudí se demostró la eficacia del timolol tópico en una úlcera de 5 centímetros en el miembro inferior.

El timolol se utilizó al 0,5% en 5 gotas 3 veces al día instaladas en la base y los bordes de la úlcera. El timolol permitió una mejoría significativa de la úlcera y se consiguió la curación completa.

El timolol tópico podría ser eficaz en el tratamiento de las úlceras crónicas.

CAPÍTULO 23: LÁSER DE BAJA POTENCIA EN ÚLCERAS

La terapia con láser de baja intensidad promueve la recuperación rápida de la regulación simpática del tono microvascular y la normalización de las relaciones arteriolar-venulares que contribuyeron a la mejora del suministro de sangre a los tejidos, la reducción de la inflamación, la activación mejorada de los procesos de reparación y aceleración de la epitelización de defectos ulcerosos tróficos.

Esta terapia reduce el tiempo de curación de la úlcera e induce la estimulación pronunciada de la adaptación persistente de las respuestas fisiológicas que impiden el desarrollo de las recaídas[79].

En el estudio de Alencar Fonseca Santos J et al.[80] realizado en 2018 en Brasil se analizó la eficacia de la terapia con láser de bajo nivel en el proceso de reparación de tejidos de heridas crónicas en pacientes con pies diabéticos. Este ensayo clínico se llevó a cabo con 18 pacientes con úlceras de pie diabético. Los pacientes fueron asignados aleatoriamente en dos grupos diferentes de igual número: grupos de control y láser.

La terapia de láser usada en el segundo grupo tenía una longitud de onda de 660 nm, 30 mW de potencia, emisión en modo continuo, dosimetría de 6 J / cm2, 48/48 h en un período de 4 semanas. El grupo láser presentó un aumento significativo del índice de reparación de tejidos en comparación con el grupo control. El uso del láser en úlceras de pie diabético demostró eficacia en la progresión del proceso de reparación de tejidos en un período corto.

En la revisión de Tchanque-Fossuo CN et al.[81] realizada en 2016 se demostró la eficacia clínica de la terapia de láser de baja potencia para el tratamiento de úlceras del pie diabético. Todos los estudios revisados mostraron una mejora positiva en las úlceras usando dicha terapia, sin eventos adversos. Se trata de una modalidad de terapia emergente y prometedora.

La terapia con láser de baja intensidad podría ser eficaz en el tratamiento de las úlceras crónicas, especialmente en úlceras de pie diabético.

CAPÍTULO 24: INJERTO DE GRASA AUTÓLOGO EN ÚLCERAS

El injerto de grasa autólogo es una opción terapéutica emergente para las heridas cutáneas. El potencial regenerativo de la grasa autóloga se relaciona con la presencia de células madre derivadas de tejido adiposo dentro de la fracción vascular del estroma.

Las células madre derivadas del tejido adiposo son capaces de diferenciarse en fibroblastos y queratinocitos, así como secretar mediadores solubles con propiedades angiogénicas y antiinflamatorias. Por ello, recientemente se ha sugerido el injerto de grasa autólogo en heridas y úlceras cutáneas agudas y crónicas[82].

En el estudio de Williams EA et al.[83] realizado en 2019 en Estados Unidos se demuestra el beneficio del injerto de grasa en la curación de cicatrices queloides y úlceras venosas.

En el estudio de Del Papa N et al.[84] realizado en 2019 en Italia se muestra la eficacia del injerto de grasa para inducir la cicatrización de las úlceras digitales isquémicas.

En el estudio de Luu CA et al.[85] llevado a cabo en el año 2016 en Estados Unidos se expone la eficacia del injerto de grasa autólogo en el tratamiento de las úlceras del pie diabético.

En el estudio de Klinger M et al.[86] realizado en 2015 en Italia se demuestra que el injerto de grasa autólogo es un procedimiento eficiente y seguro para tratar cicatrices de diferente origen que demuestran la capacidad de la lipoestructura para lograr una remodelación arquitectónica y una regeneración conectiva suelta.

El injerto de grasa autólogo podría ser eficaz en el tratamiento de las úlceras venosas, cicatrices de diferente origen, úlceras digitales isquémicas y úlceras del pie diabético.

CAPÍTULO 25: PLASMA RICO EN PLAQUETAS EN ÚLCERAS CRÓNICAS

El plasma rico en plaquetas se refiere a productos sanguíneos obtenidos después de la concentración y separación de sangre entera autóloga. El plasma rico en plaquetas contiene concentraciones de plaquetas cuatro a cinco veces mayores que el de sangre entera. Las plaquetas pueden liberar una gran cantidad de factores de crecimiento de alta concentración, que pueden estimular la proliferación y diferenciación celular y promover la reparación de tejidos blandos. Al mismo tiempo, el plasma rico en plaquetas contiene una gran cantidad de fibrina, que no solo proporciona el andamiaje necesario para el tejido regeneración pero también promueve la contracción de la herida, coagulación de la sangre y cierre de heridas[87].

En el estudio de Elbarbary AH et al.[88] realizado en 2020 en Egipto se demostró la eficacia y la seguridad de la aplicación de plasma rico en plaquetas para la cicatrización de las úlceras venosas crónicas de las piernas.

En el estudio de Uçar Ö et al.[89] llevado a cabo en 2020 en Turquía se compararon los efectos del gel de plasma rico en plaquetas y el apósito con suero fisiológico aplicado a úlceras por presión. El grupo experimental (n=30) recibió gel de plasma rico en plaquetas y el grupo control (n=30) se trató con apósito de suero fisiológico. Los resultados mostraron que en el grupo experimental las puntuaciones medias de área, exudado y tipo de tejido en las úlceras por presión disminuyeron estadísticamente, mientras que en el grupo control no hubo diferencias.

En el estudio de Hu Z et al.[90] realizado en 2019 en China se evaluó la eficacia y seguridad del plasma rico en plaquetas en pacientes con úlcera diabética en 431 participantes. En comparación con los controles, el plasma rico en plaquetas se asoció con una proporción significativamente mayor de cicatrización completa de la úlcera y áreas reducidas de úlceras. Los resultados sugieren que el plasma rico en plaquetas puede mejorar la cicatrización de la úlcera sin efectos adversos significativos para los pacientes con úlceras diabéticas.

El plasma rico en plaquetas podría ser eficaz en el tratamiento de las úlceras venosas, úlceras crónicas, úlceras por presión y úlceras de pie diabético.

CAPÍTULO 26: TRASPLANTE DE FOLÍCULOS PILOSOS EN ÚLCERAS CRÓNICAS

El folículo piloso constituye el principal reservorio de células madre cutáneas. Estas células madre en presencia de una herida o úlcera cutánea proliferan y emigran a la superficie contribuyendo a la reepitelización de la nueva epidermis y la regeneración del tejido dérmico[91].

En la investigación de Alam M et al.[92] llevada a cabo en 2019 en España se evaluó la eficacia del trasplante de folículos capilares del cuero cabelludo en úlceras crónicas para promover la curación.

Se recolectaron los folículos pilosos del cuero cabelludo del paciente y se insertaron en el lecho de la úlcera. Los resultados mostraron un cierre rápido de la úlcera.

En el estudio de Fox JD et al.[93] llevado a cabo en 2016 en Estados Unidos se demuestra la eficacia del trasplante de folículos pilosos en un paciente con úlceras venosas recurrentes en las piernas de gran tamaño.

Tras un mes de tratamiento hubo una disminución del 56% en el tamaño de la úlcera, especialmente en el área que recibió la piel con pelo.

El trasplante de folículos pilosos podría ser eficaz en el tratamiento de las úlceras crónicas.

CAPÍTULO 27: MEMBRANA PLACENTARIA EN ÚLCERAS DEL PIE DIABÉTICO.

La membrana placentaria está compuesta por una matriz de tejido rica en colágeno, factores de crecimiento endógeno, citoquinas reguladoras y células, y posee propiedades funcionales antiinflamatorias, antibacterianas y angiogénicas, lo cual las hace especialmente adecuadas para satisfacer las necesidades de las heridas crónicas, sobre todo en úlceras del pie diabético.

El complejo de citoquinas de las membranas amnióticas placentarias, promueven la proliferación celular, la modulación celular y la secreción de citoquinas por diversos tipos de células involucradas en la cicatrización de heridas.

El progreso en el procesamiento de tejidos y los métodos de preservación ha facilitado el desarrollo de productos placentarios para las úlceras[94].

En el estudio de Oesman I et al.[95] realizado en 2020 en Indonesia se presentaron tres casos clínicos con úlceras del pie diabético crónicas. Se aplicaron dos capas de apósito de membrana placentaria semanalmente después de la limpieza y el desbridamiento durante 3 semanas. El tamaño de la herida y la secreción se documentaron tomando fotografías cada semana.

Al final de la tercera semana, las ulceras se curaron. Este estudio demostró que el tratamiento de la úlcera diabética con membrana amniótica fue exitoso para lograr la cicatrización de las úlceras.

En la investigación de Pacaccio DJ et al.[96] realizado en 2018 en Estados Unidos se examinó la seguridad y la eficacia de la membrana placentaria en úlceras del pie diabético. Se inscribieron un total de 63 pacientes con 64 úlceras.

Después de 12 semanas, un total de 19 (40%) úlceras habían cerrado. Los resultados variaron por categoría de tamaño, 'pequeño' (menos de 2 cm2), 'mediano' (entre 2 y 4 cm2) y 'grande' (entre 4 y 25 cm2), con un mayor porcentaje de cierre en el grupo 'pequeño' de úlceras del pie diabético, en comparación con las úlceras del pie diabético medianas y grandes (57%, 33% y 10%, respectivamente).

De las úlceras que cerraron, el tiempo promedio de cierre fue de 6.5 semanas. No hubo eventos adversos imprevistos.

En el ensayo clínico de Lavery L et al.[97] realizado en 2018 en Estados Unidos se llevó a cabo un estudio multicéntrico, cegado, aleatorizado y controlado para el tratamiento de la membrana placentaria en las úlceras crónicas del pie diabético.

26 participantes en el brazo de cuidado de heridas estándar cuyas úlceras no cerraron en la fase ciega eligieron recibir aplicaciones semanales de membrana placentaria en una fase de extensión abierta.

En la fase de extensión, 17 (65,4%) pacientes cerraron sus heridas en una media de 34 días y 3 visitas. Hubo menos eventos adversos totales (24 membrana placentaria versus 52 atención estándar) e índice de infecciones relacionadas con heridas (5 membrana placentaria versus 12 atención estándar) durante la aplicación de membrana placentaria en comparación con el número de eventos adversos para los mismos pacientes durante el tratamiento con atención estándar en la fase ciega del juicio.

Estos resultados corroboran los beneficios de la membrana placentaria frente a la atención estándar en úlceras del pie diabético crónicas.

La membrana placentaria podría ser eficaz en el tratamiento de las úlceras del pie diabético y heridas crónicas.

CAPÍTULO 28: TRASPLANTE AUTÓLOGO DE FIBROBLASTOS EN ÚLCERAS CRÓNICAS

Los fibroblastos son células mesenquimales que secretan múltiples factores de crecimiento y citoquinas, y presentan un efecto directo sobre la proliferación epidérmica, la diferenciación y la formación de matriz extracelular.

Debido a estas características, se ha sugerido el trasplante autólogo de fibroblastos para facilitar la curación de las úlceras crónicas. La terapia autóloga de fibroblastos es una terapia novedosa que se ha utilizado con éxito en bioingeniería como sustitutos de la piel para heridas y úlceras crónicas, quemaduras quirúrgicas, úlceras por presión y úlceras de pie diabético crónicas[98].

En la investigación de Nilforoushzadeh MA et al.[99] llevada a cabo en el año 2016 en Irán se presentan una serie de casos de úlceras crónicas en miembros inferiores tratadas con éxito mediante trasplante autólogo de fibroblastos.

En uno de los casos el paciente presentaba una úlcera crónica de 9.93×9.09 centímetros con un área de 67.960 cm2 y una profundidad de 4 mm en el miembro inferior derecho.

Con el cuidado estándar mediante descarga, desbridamiento quirúrgico, antibiótico tópico y oral no se apreció mejoría tras 6 semanas. Por tanto, se realizó un trasplante de fibroblastos autólogos cultivados.

Se puso una capa delgada de suspensión de fibroblastos a la base de la úlcera usando una jeringa estéril y la superficie de la úlcera se cubrió con una gasa de vaselina estéril, una membrana de poliuretano recubierta con una capa de adhesivo acrílico y un crepé vendaje.

A las dos semanas, el paciente mostró los primeros signos de reepitelización; se redujo la profundidad y el diámetro de la úlcera. La cicatriz residual tenía un diámetro de 2.25×2.59 cm, un área de 2.427 cm2 y una profundidad de 0 mm. A los 4 meses la úlcera se curó por completo.

En el estudio de Ueno K et al.[100] realizado en 2016 en Japón se confirmaron los efectos terapéuticos del trasplante de fibroblastos en las úlceras cutáneas crónicas. Este tratamiento dio lugar al restablecimiento de la anatomía natural de los tejidos subcutáneos.

En el ensayo clínico de Armenio A et al.[101] llevado a cabo en 2017 en Italia se comparó la atención estándar en el tratamiento de úlceras crónicas del pie diabético con un tratamiento basado en la asociación de injertos de fibroblastos autólogos y terapia de cierre asistida por vacío.

10 pacientes fueron tratados con la atención estándar y 10 con el nuevo tratamiento. Los pacientes incluidos presentaban un tamaño de la úlcera entre 30-80 cm2, con exposición de tendones y huesos.

Se observó una tasa de curación del 90% después de 20 semanas en el grupo de estudio, en comparación con un 28,6% en el grupo de control. La tasa de recurrencia en las áreas tratadas fue del 20% en el grupo de estudio y del 100% en el grupo de control.

Por tanto, el trasplante autólogo de fibroblastos aceleró la curación de las úlceras y disminuyó la tasa de recurrencia de las úlceras.

El trasplante autólogo de fibroblastos podría ser eficaz en el tratamiento de las quemaduras quirúrgicas y en las úlceras crónicas de diversas etiologías.

CAPÍTULO 29: FACTOR DE CRECIMIENTO EPIDÉRMICO HUMANO RECOMBINANTE EN ÚLCERAS DEL PIE DIABÉTICO

Las úlceras del pie diabético presentan una compleja red de citoquinas inflamatorias, proteasas locales, especies reactivas de oxígeno y nitrógeno como una biopelícula polimicrobiana patógena, que en general contribuye a la cronificación de la úlcera.

El tratamiento con factor de crecimiento epidérmico humano recombinante se ha convertido en una alternativa terapéutica a la cicatrización de úlceras de pie diabético ya que es capaz de llegar a las células sensibles y evitar el efecto nocivo de las proteasas y la biopelícula en la superficie de la úlcera.

La terapia con factor de crecimiento epidérmico humano recombinante está asociado con la atenuación sistémica de los marcadores proinflamatorios junto con la recuperación del equilibrio redox, lo que da lugar a efectos antiinflamatorios y antioxidantes sistémicos[102].

En el estudio de Zhao DY et al.[103] realizado en 2020 en China se evaluó la eficacia y la seguridad del factor de crecimiento epidérmico humano recombinante en el tratamiento de las úlceras del pie diabético mediante una revisión bibliográfica.

El resultado primario fue la proporción de curación completa. Los resultados secundarios fueron el tiempo medio para completar la curación y los eventos adversos. Se incluyeron 9 ensayos con 720 participantes en total.

El factor de crecimiento epidérmico humano recombinante logró una tasa de curación completa más alta que el placebo y también acortó significativamente el tiempo de curación completo.

Los resultados también mostraron que la aplicación tópica fue superior a la inyección intralesional, pero eso puede deberse a la diferente gravedad de la úlcera que incluyeron. No hubo diferencias significativas en los eventos adversos. Por lo tanto, el factor de crecimiento epidérmico humano recombinante es un tratamiento efectivo y seguro para las úlceras del pie diabético.

En el estudio de Aktaş Ş et al.[104] realizado en 2016 en Turquía se analizó la eficacia del factor de crecimiento epidérmico humano recombinante en 12 úlceras del pie diabético con tejido necrótico y exposición ósea.

Dos pacientes se sometieron a amputación, mientras que 10 lesiones se curaron por completo. Los resultados pusieron de manifiesto que el factor de crecimiento epidérmico humano recombinante puede prevenir amputaciones en casos avanzados de pie diabético con un componente isquémico.

En la revisión de Bui TQ et al.[105] llevada a cabo en 2019 en Hungría se analizó la eficacia del factor de crecimiento epidérmico humano recombinante en la curación de las úlceras del pie diabético. Se incluyeron 6 estudios con 530 participantes en total.

Los resultados mostraron que el uso del factor de crecimiento epidérmico humano recombinante junto con el cuidado estándar aumenta de forma significativa la tasa de curación en comparación con el control con placebo en las úlceras del pie diabético.

El factor de crecimiento epidérmico humano recombinante podría ser eficaz en el tratamiento de las úlceras del pie diabético.

CAPÍTULO 30: ÁCIDO HIALURÓNICO EN ÚLCERAS CRÓNICAS

El ácido hialurónico es un glicosaminoglicano no sulfatado y un polisacárido lineal endógeno de alto peso molecular. Se encuentra en el tejido conectivo, líquido sinovial, cordón umbilical y humor vítreo.

El ácido hialurónico tiene numerosas propiedades embriológicas y de curación de heridas, ya que estimula la motilidad celular a través del grupo de diferenciación 44 (CD44) y los receptores de motilidad mediados por hialuronano. El ácido hialurónico facilita la migración y proliferación de fibroblastos y queratinocitos, y representa un reservorio de factores de crecimiento. Esto es debido a su característica de absorber agua, mantener la hidratación de la herida y limitar la adhesión celular a las moléculas de la matriz extracelular[106].

En la revisión de Schneider HP et al.[107] realizada en 2019 en Estados Unidos se analizó la eficacia del ácido hialurónico para el tratamiento de heridas difíciles y no progresivas, incluidas las úlceras venosas de las piernas y las úlceras del pie diabético. El promedio de evaluación fue de 55.25 días. Durante este período, el cambio promedio en el tamaño de la úlcera disminuyó en 6.43 cm2, pasó de 7.93 cm2 a 1.50 cm2, y desarrolló un aumento del 74.38% de cobertura con tejido de granulación, lo que representa un aumento de aproximadamente 50% en el tejido de granulación durante los 55 días de evaluación. Este estudio respalda la eficacia del ácido hialurónico en la curación de úlceras.

En el ensayo clínico de Gazzabin L et al.[108] llevado a cabo en 2019 en Italia se examinó la seguridad y eficacia del ácido hialurónico sobre úlceras vasculares o úlceras por presión de categoría I-II. Se incluyeron 25 pacientes con un tamaño de úlceras de más de 15 cm2.

Los resultados mostraron que este tratamiento mejoró la tasa de curación de úlceras crónicas en términos de una reducción del área de la úlcera, y el estado clínico general de la úlcera (olor, exudado, eritema de la piel peri-herida). Los datos demostraron una buena seguridad y tolerabilidad.

El ácido hialurónico podría ser eficaz en el tratamiento de heridas difíciles y no progresivas, incluidas las úlceras venosas de las piernas, úlceras vasculares, úlceras por presión y las úlceras del pie diabético.

CAPÍTULO 31: CADEXÓMERO YODADO EN BIOPELÍCULAS BACTERIANAS

El cadexómero yodado es un producto que permite llevar a cabo un desbridamiento osmótico autolítico, gestionar el exudado y controlar la infección. El cadexómero yodado está diseñado como un sistema transportador que permite el suministro de yodo, el cual puede penetrar en la pared celular de los microorganismos y alterar la estructura y síntesis de proteínas y ácidos nucleicos[109].

En la investigación de Raju R et al.[110] realizada en 2019 en India se comparó la seguridad y la efectividad de 2 formulaciones de cadexómero yodado y la atención estándar para el tratamiento de úlceras crónicas con biopelículas bacterianas. 124 participantes fueron aleatorizados para recibir 0.9 % de pomada cadexómero con cuidado estándar, 0.9% de polvo de cadexómero con cuidado estándar o cuidado estándar solo.

Los resultados mostraron que la disminución del tamaño de la úlcera fue significativamente mayor en los dos grupos tratados con cadexómero. La cantidad de participantes con cicatrización completa de la úlcera a las 12 semanas fue significativamente mayor en los grupos tratados con cadexómero en comparación con la atención estándar sola. El tratamiento con cadexómero yodado en comparación con la atención estándar sola, incrementa la reducción en el tamaño de la úlcera y promueve la curación completa.

En el ensayo clínico de Malone M et al.[111] realizado en 2019 en Australia se examinó la eficacia del tratamiento antimicrobiano con cadexómero yodado en úlceras con biopelículas bacterianas. Dieciocho participantes fueron aleatorizados para recibir 2 o 6 semanas de tratamiento con cadexómero yodado. Los resultados mostraron una eficacia del tratamiento en el 78% de las úlceras con una disminución estadísticamente significativa en la carga microbiana, independientemente de la duración del tratamiento.

El cadexómero yodado podría ser eficaz para combatir biopelículas bacterianas en úlceras y heridas.

CAPÍTULO 32: DESBRIDAMIENTO ULTRASÓNICO EN HERIDAS CRÓNICAS

El desbridamiento de heridas asistido por ultrasonidos es una forma de desbridamiento mecánico selectivo. Se trata de un método efectivo para limpiar y desbridar casi todas las heridas difíciles de curar.

Los pacientes que tienen más probabilidades de beneficiarse de este tratamiento son aquellos que no son médicamente estables, toman anticoagulantes, tienen heridas con un suministro vascular deficiente o están cerca de estructuras críticas. El desbridamiento ultrasónico también se puede usar para preparar la herida para la terapia de herida por presión negativa o como un complemento de la misma[112].

En el ensayo clínico de Messa CA et al.[113] llevado a cabo en 2019 en Estados Unidos se examinó la efectividad del desbridamiento de heridas asistido pos ultrasonidos de baja frecuencia (22.5 kHz) y alta intensidad (~60 W/cm2) en úlceras crónicas. En el estudio participaron 82 heridas de 51 participantes. Tras 180 días de tratamiento, el 60% de las úlceras se habían curado por completo. Este estudio puso de manifiesto que el desbridamiento ultrasónico resulta seguro y confiable.

En la investigación de Alvarez OM et al.[114] llevada a cabo en 2019 en Estados Unidos se comparó la efectividad del desbridamiento quirúrgico agudo y el desbridamiento ultrasónico en la curación de úlceras venosas crónicas.

Los datos obtenidos pusieron de manifiesto que aquellas úlceras que habían sido tratadas con ultrasonidos cicatrizaron más rápido que las tratadas con el tratamiento quirúrgico agudo. Además aquellos pacientes que recibieron desbridamiento ultrasónico necesitaron una menor cantidad de procedimientos, una curación más rápida, un resultado clínico mejor y menores costes.

El desbridamiento ultrasónico podría ser eficaz para desbridar heridas crónicas difíciles de curar.

CAPÍTULO 33: MICROCORRIENTE EN HERIDAS CRÓNICAS

La microcorriente consiste en la aplicación exógena de estimulación eléctrica de baja intensidad, que puede imitar una corriente bioeléctrica endógena natural y acelerar el proceso de reparación de las heridas de la piel[115].

En el ensayo clínico llevado a cabo Nair HKR[116] en 2018 en Malasia se analizó la efectividad de la microcorriente en el tratamiento de heridas. Los participantes fueron tratados primero con una frecuencia antiinflamatoria, seguida de una frecuencia de vasodilatación y posteriormente fueron tratados 3 veces al día utilizando una frecuencia de reparación de tejidos durante cuatro semanas.

La muestra estaba compuesta por cien participantes con heridas crónicas, como úlceras del pie diabético, úlceras venosas de las piernas y úlceras por presión. A las 4 semanas, todos presentaron una disminución significativa en el tamaño de la herida, con 16 con cierre completo de la herida. 89 de los 100 pacientes que se quejaron de dolor, experimentaron puntajes de dolor reducidos, y 11 no tuvieron ningún dolor al final de las cuatro semanas.

La microcorriente redujo el dolor, el tamaño de la úlcera y los síntomas inflamatorios (hinchazón de las piernas, rigidez de los pies), aumentó la vasodilatación (decoloración de la piel, pesadez en las piernas), mejoró la calidad del sueño y la marcha. No hubo eventos adversos.

La microcorriente podría ser eficaz para acelerar la curación de heridas y úlceras crónicas.

CAPÍTULO 34: HIRUDOTERAPIA EN LA CONGESTION VENOSA

La hirudoterapia o terapia medicinal de la sanguijuela tiene beneficios potenciales para los pacientes que presentan congestión venosa de la piel y los tejidos, así como diversos tipos de úlceras.

Se ha demostrado que dicha terapia tiene efectos trombolíticos, anticoagulantes, antiinflamatorios y analgésicos. En la medicina occidental reciente se está utilizando para aliviar la congestión venosa, especialmente después de la cirugía reconstructiva y plástica[117].

En el estudio de Arami A et al.[118] realizado en 2018 en Israel se puso de manifiesto la eficacia de la hirudoterapia en la tasa de recuperación de los dígitos reimplantados proximales a la articulación interfalángica distal que fueron tratados con sanguijuelas medicinales para la congestión venosa.

La hirudoterapia permite una mayor viabilidad del colgajo debido al aumento del flujo venoso, así como una mayor probabilidad de éxito de la reimplantación en las lesiones por avulsión de tejidos blandos

En el ensayo clínico de Cornejo A et al.[119] realizado en 2017 en Estados Unidos se examinó la eficacia de la terapia medicina con sanguijuelas en 87 participantes. La duración promedio de la terapia fue de 4.6 días (rango: 1-11). La tasa de éxito global de la hirudoterapia fue del 60,9% (53/87) y hubo casos sin pérdida de colgajo (n=45, 51,7%) y con pérdida de colgajo parcial en la que se logró el objetivo reconstructivo original sin procedimientos reconstructivos adicionales (n=8, 9,2%).

Estos resultados respaldan el uso de la hirudoterapia como complemento para el tratamiento de la congestión venosa después de la cirugía reconstructiva. Sin embargo, debe considerarse la morbilidad asociada, particularmente la necesidad de una transfusión de sangre.

La hirudoterapia podría ser eficaz en el tratamiento de la congestión venosa especialmente después de la cirugía reconstructiva y plástica.

CAPÍTULO 35: ÁCIDO ÚSNIDO EN BIOPELÍCULAS MICROBIANAS

El ácido úsnico es un metabolito secundario liquénico con actividad antimicrobiana capaz de combatir biopelículas microbianas en heridas y úlceras. El tratamiento con ácido úsnico reduce las células inflamatorias, aumenta la proliferación de fibroblastos, de tejido de granulación y la regeneración vascular. El tratamiento con ácido úsnico también da lugar a una reepitelización completa más temprana, formación de bandas de colágeno bien organizadas y queratinización epidérmica [120].

En el estudio de Zhang Z et al.[121] realizado en 2018 en China se analizó la efectividad del ácido úsnico aplicado tópicamente en las heridas con biopelículas microbianas. Los resultados pusieron de manifiesto que las tasas de curación de heridas fueron más altas y los tiempos de reepitelización fueron más cortos con la aplicación tópica de ácido úsnico, en comparación con el grupo de control.

Estos resultados indican que el uso tópico de ácido úsnico podría promover la cicatrización de heridas en la piel, y este mecanismo podría estar relacionado con efectos antiinflamatorios y antimicrobianos en el sitio de la herida.

En la investigación de Francolini I et al.[122] llevada a cabo en 2019 en Italia se examinó la eficacia del ácido úsnico contra las biopelículas microbianas y se discutió su papel potencial para el tratamiento de las infecciones de heridas con biopelículas.

Los resultados mostraron que el ácido úsnico presenta objetivos multicelulares y ejerce actividad antimicrobiana mediante diferentes mecanismos, lo cual le permite superar la resistencia de las infecciones bacterianas. Además presenta efectos cicatrizantes debido al fragmento fenólico que tiene.

Actualmente se han obtenido resultados positivos tanto por la aplicación directa de ácido úsnico en el sitio de la herida como por la incorporación del ácido úsnico en los apósitos para heridas.

El ácido úsnico podría ser eficaz en el tratamiento de las biopelículas microbianas presentes en heridas y úlceras.

CAPÍTULO 36: PROPÓLEO TÓPICO EN ÚLCERAS DEL PIE DIABÉTICO

El propóleo es una resina protectora derivada de abejas antiinflamatoria natural. Aplicado tópicamente reduce la inflamación y mejora la cicatrización de la úlcera cutánea, especialmente en pacientes diabéticos[123].

En el ensayo clínico de Mujica V et al.[124] llevado a cabo en 2019 en Chile se analizó la eficacia del propóleo como adyuvante en la curación de las úlceras del pie diabético. Para ello se hizo un ensayo clínico aleatorizado controlado con placebo. 31 pacientes fueron aleatorizados en el grupo control o en el grupo tratamiento (propóleo tópico). El propóleo se administró cubriendo toda la superficie de la úlcera hasta la cicatrización u ocho semanas como máximo. Los resultados pusieron de manifiesto que el propóleo promueve la disminución del área de la úlcera en un promedio de cuatro cm2, relacionado con un incremento en el depósito de tejido conectivo en comparación con el control. Además, el propóleo incrementó la proporción de glutatión (GSH) y GSH / disulfuro de glutatión, factor de necrosis tumoral agotado, e incrementó los niveles de interleucina. El propóleo tópico no modificó los parámetros bioquímicos en el suero de los sujetos estudiados. Por lo tanto, el uso tópico del propóleo resultó ser una estrategia terapéutica interesante como adyuvante en el cuidado de las úlceras del pie diabético dada su capacidad para mejorar y promocionar la curación en función de su perfil antiinflamatorio y antioxidante.

En la investigación de Henshaw FR et al.[125] llevada a cabo en Australia se evaluó la capacidad de cicatrización del propóleo tópico sobre las úlceras del pie diabético. 24 pacientes con úlceras de pie diabético de más de cuatro semanas de duración recibieron propóleo tópico semanalmente durante un total de seis semanas. Los resultados obtenidos se compararon con un grupo de control de 84 pacientes que recibieron atención estándar. La superficie de la úlcera disminuyó en un 41% en el grupo de tratamiento con propóleo tópico en comparación con el 16% en el grupo de control en la semana 1, y en 63% versus 44% en la semana 3, respectivamente. El recuento bacteriano disminuyó significativamente, en 18.1% versus 2.8% semana 3 en las úlceras tratadas con propóleo tópico frente a las úlceras de control. No hubo efectos secundarios indeseados. El propóleo tópico es una terapia eficaz y bien tolerada para la curación de úlceras diabéticas.

El propóleo tópico podría ser eficaz en el tratamiento de las úlceras del pie diabético.

CAPÍTULO 37: FACTOR DE CRECIMIENTO DE HEPATOCITOS EN LA ISQUEMIA CRÍTICA DE EXTREMIDADES

El pronóstico de la enfermedad arterial periférica, especialmente la isquemia crítica de las extremidades, es malo a pesar de la terapia endovascular; y muchos pacientes requieren la amputación del miembro inferior. En los estudios de los últimos años se ha propuesto la terapia con el factor de crecimiento de hepatocitos en estos pacientes. El factor de crecimiento de hepatocitos promueve la angiogénesis, regula la inflamación, inhibe la fibrosis y activa la regeneración de tejidos[126].

En el ensayo clínico de Barć P et al.[127] realizado en 2019 en Polonia se analizó la seguridad y eficacia factor de crecimiento de hepatocitos en pacientes con isquemia crítica de extremidades. El tratamiento se realizó en 12 extremidades de 12 participantes con dolor en reposo y úlceras isquémicas. A las dos semanas mejoraron los parámetros clínicos y a los tres meses nueve úlceras isquémicas cicatrizaron. La amputación se realizó en 3 pacientes debido a necrosis avanzada e infección de la herida. Sin embargo, el nivel de amputaciones se redujo por debajo de la rodilla en estos casos. Por tanto, la administración de factor de crecimiento de hepatocitos es segura, factible y efectiva para paciente.

En la investigación Gu Y et al.[128] llevada a cabo en 2019 en China se examinó la efectividad y la seguridad del factor de crecimiento de hepatocitos en participantes con isquemia crítica de extremidades de seis meses de duración. 200 participantes fueron aleatorizados en grupos de 50 para recibir placebo, dosis baja, dosis media, o dosis alta. El factor de crecimiento de hepatocitos se aplicó en la extremidad afectada en los días 0, 14 y 28. A los seis meses, el dolor disminuyó significativamente en todos los grupos excepto en el grupo placebo. La proporción de pacientes con cicatrización completa de la úlcera en el grupo de dosis alta fue significativamente mayor que la del grupo de placebo. Los datos obtenidos ponen de manifiesto la eficacia del factor de crecimiento de hepatocitos para conseguir mejoras significativas en la curación de las úlceras en las piernas tratadas, reducción del dolor sin analgésicos y seguridad.

El factor de crecimiento de hepatocitos podría ser eficaz en el tratamiento de la isquemia crítica de extremidades.

CAPÍTULO 38: ESTIMULACIÓN MUSCULAR ELÉCTRICA EN ÚLCERAS VENOSAS

La estimulación muscular eléctrica consiste en una corriente eléctrica a través de electrodos colocados sobre la piel cerca de la úlcera. Una corriente pulsada monofásica aplicada a una herida o úlcera simula o refuerza la corriente bioeléctrica y, por lo tanto, la cicatrización.

La electrotaxis celular de macrófagos, neutrófilos y fibroblastos en la úlcera también promueve la curación. Además, mejora la síntesis de proteínas, colágeno y la producción de ATP y ADN, puede aumentar el flujo sanguíneo y la densidad capilar, y promueve el crecimiento del tejido de granulación[129].

En el ensayo clínico de Lobastov K et al.[130] llevado a cabo en 2018 en Rusia se analizó la eficacia de la estimulación muscular eléctrica en pacientes con úlceras venosas. Para ello se hizo un ensayo clínico prospectivo, comparativo, en sesenta participantes aleatorizados en un grupo experimental de 30 pacientes y un grupo control de 30 pacientes. En el grupo control los pacientes fueron tratados mediante caminatas activas, medias de compresión y flavonoides. En el grupo experimental, además de lo anterior también se aplicó también estimulación muscular eléctrica: 3 aplicaciones durante treinta minutos cada día.

Se encontró síndrome postrombótico recurrente en 7 pacientes en el grupo de control y en cero del grupo experimental. En el grupo con estimulación muscular eléctrica hubo una mayor disminución de la obstrucción venosa residual y de la severidad clínica venosa. Además la estimulación muscular eléctrica incrementa la velocidad de la recanalización venosa profunda y conduce a una mejora adicional en los resultados clínicos.

La estimulación muscular eléctrica podría ser eficaz en el tratamiento de las úlceras venosas.

CAPÍTULO 39: ALMOHADILLA DE FIBRA DE MONOFILAMENTO EN BIOPELÍCULAS

La tecnología de desbridamiento de fibra de monofilamento se utiliza para el desbridamiento mecánico efectivo y rápido de material suelto, productos de desecho y biopelículas.

Las almohadillas de fibra de monofilamento son capaces de eliminar de manera efectiva, fácil y segura las biopelículas de heridas de diversas etiologías y es capaz de llegar a cavidades y a lugares difíciles de alcanzar[131].

En el estudio de Roes C et al.[132] llevado a cabo en 2019 en Reino Unido se examinó la eficacia y la satisfacción del desbridamiento con almohadilla de fibra de monofilamento en pacientes con úlceras con la presencia de biopelículas.

Las úlceras se desbridaron tres veces por semana durante una semana y dos veces por semana en la segunda semana. Cada desbridamiento fue seguido por un vendaje y se incluyeron apósitos secundarios y compresión.

En este estudio los pacientes incluidos presentaban diversidad de heridas: úlceras crónicas, úlceras por presión, heridas quirúrgicas por dehiscencia, úlceras del pie diabético y otras heridas. Hubo un cambio positivo en el 77% de las heridas en general después de dos semanas. El 96% de profesionales estaban "satisfechos" con el resultado clínico.

La almohadilla de fibra de monofilamento podría ser eficaz en el desbridamiento de las biopelículas en heridas y úlceras de diversa etiología.

CAPÍTULO 40: CONCLUSIONES

Los profesionales sanitarios de enfermería son los encargados principales del cuidado, atención y tratamiento de las heridas. Por ello, es fundamental una adecuada formación y una continua actualización de conocimientos para para mantener el estándar de calidad en los cuidados y mejorar la calidad de vida de los pacientes.

A través de los diferentes capítulos de este libro se han expuesto diversas terapias, tratamientos y técnicas novedosas surgidas en los últimos años a nivel internacional.

Todas ellas tienen una base y fundamentación científica. No obstante, cabe destacar que mientras que algunas de ellas tienen una evidencia lo suficientemente alta como para poder utilizarse; otras aún se encuentran en fase de investigación con resultados prometedores.

Por lo tanto, antes de administrar, aplicar o indicar cualquiera de estas terapias es necesario consultar si están disponibles y han sido aprobadas para su uso en el país o comunidad autónoma en la que se encuentre el paciente.

BIBLIOGRAFÍA

1. Herman TF, Bordoni B. Wound Classification. StatPearls [Internet]. Treasure Island (FL): StatPearls Publishing; 2020 Feb 14.

2. Pancorbo Hidalgo P.L. Investigación sobre las heridas. Gerokomos. 2016; 27(3): 89-90.

3. Castellanos Ramirez D. K, Gonzalez Villordo D, Gracia Bravo L.J. Manejo de heridas. Cir. gen. 2014; 36(2): 112-120.

4. Hafner A, Sprecher E. Ulcers. In: Bolognia JL, Schaffer JV, Cerroni L, eds. Dermatology. 4th ed. Philadelphia, PA: Elsevier; 2018: chap 105.

5. García González R. Fernando, Gago F.M, Chumilla López S, Gaztelu Valdés V. Abordaje de enfermería en heridas de urgencias. Gerokomos. 2013; 24(3): 132-138. DOI: 10.4321/S1134-928X2013000300007.

6. Samaniego Ruiz MJ, Palomar Llatas F, Sanmartín Jiménez O. Assessment of chronic wounds in adults: an integrative review. Rev Esc Enferm USP. 2018; 52: e03315. DOI: http://dx.doi.org/10.1590/S1980-220X2016050903315.

7. Herdman T.H. (ED); NNNANDA Consult (2017). Consultado el 2 de mayo de 2020 de la World Wide Web: https://www.nnnconsult.com/nanda

8. Nolan VC, Harrison J, Cox JAG. Dissecting the Antimicrobial Composition of Honey. Antibiotics (Basel). 2019; 8(4). doi: 10.3390/antibiotics8040251.

9. Astrada A, Nakagami G, Jais S, Sanada H. Successful treatment of a diabetic foot ulcer with exposed bone using Trigona honey: a case study. J Wound Care. 2019; 28(Sup12): S4-S8. doi: 10.12968/jowc.2019.28.Sup12.S4.

10. Bayron J, Gallagher K, Cardenas L. Medical-grade Honey as an Alternative to Surgery: A Case Series. Wounds. 2019 Feb; 31(2): 36-40.

11. Imran M, Hussain MB, Baig M. A Randomized, Controlled Clinical Trial of Honey-Impregnated Dressing for Treating Diabetic Foot Ulcer. J Coll Physicians Surg Pak. 2015; 25(10): 721-5. doi: 10.2015/JCPSP.721725.

12. Smaropoulos E, Cremers NA. Medical grade honey for the treatment of paediatric abdominal wounds: a case series. J Wound Care. 2020; 29(2): 94-99. doi: 10.12968/jowc.2020.29.2.94.

13. Lu J, Cokcetin NN, Burke CM, Turnbull L, Liu M, Carter DA, Whitchurch CB, Harry EJ. Honey can inhibit and eliminate biofilms produced by Pseudomonas aeruginosa. Sci Rep. 2019; 9(1): 18160. doi: 10.1038/s41598-019-54576-2.

14. Stadler F. The maggot therapy supply chain: a review of the literature and practice. Med Vet Entomol. 2020; 34(1): 1-9. doi: 10.1111/mve.12397.

15. King C. Changing attitudes toward maggot debridement therapy in wound treatment: a review and discussion. J Wound Care. 2020; 29(Sup2c): S28-S34. doi: 10.12968/jowc.2020.29.Sup2c.S28.

16. Siavash M, Najjarnezhad A, Mohseni N, Abtahi SM, Karimy A, Sabzevari MH. Efficacy of Maggot Debridement Therapy on Refractory Atypical Diabetic Foot Ulcers: An Open-Label Study. Int J Low Extrem Wounds. 2020: 1534734620920403. doi: 10.1177/1534734620920403.

17. Malekian A, Esmaeeli Djavid G, Akbarzadeh K, Soltandallal M, Rassi Y, Rafinejad J, et al. Efficacy of Maggot Therapy on Staphylococcus aureus and Pseudomonas aeruginosa in Diabetic Foot Ulcers: A Randomized Controlled

Trial. J Wound Ostomy Continence Nurs. 2019; 46(1): 25-29. doi: 10.1097/WON.0000000000000496.

18. Contreras-Ruiz J, Fuentes-Suárez A, Arroyo-Escalante S, Moncada-Barron D, Sosa-de-Martínez MC, Maravilla-Franco E, Domínguez-Cherit JG. Comparative study of the efficacy of larva therapy for debridement and control of bacterial burden compared to surgical debridement and topical application of an antimicrobial. Gac Med Mex. 2016; 152(Suppl 2): 78-87.

19. Stephen S, Agnihotri M, Kaur S. A Randomized, Controlled Trial to Assess the Effect of Topical Insulin Versus Normal Saline in Pressure Ulcer Healing. Ostomy Wound Manage. 2016; 62(6): 16-23.

20. Singh M, Pawar M. Efficacy of Topical Insulin Therapy for Chronic Trophic Ulcers in Patients with Leprosy: A Randomized Interventional Pilot Study. Adv Skin Wound Care. 2020; 33(2): 1-6. doi: 10.1097/01.ASW.0000617856.84426.9f.

21. Fai S, Ahem A, Mustapha M, Mohd Noh UK, Bastion MC. Randomized Controlled Trial of Topical Insulin for Healing Corneal Epithelial Defects Induced During Vitreoretinal Surgery in Diabetics. Asia Pac J Ophthalmol (Phila). 2017; 6(5): 418-424. doi: 10.22608/APO.201780.

22. Azevedo F, Pessoa A, Moreira G, Dos Santos M, Liberti E, Araujo E, et al. Effect of Topical Insulin on Second-Degree Burns in Diabetic Rats. Biol Res Nurs. 2016; 18(2): 181-92. doi: 10.1177/1099800415592175.

23. Song XF, Chen XD. Advances in the research of promotion effect of Aloe vera on wound healing and its clinical use. Zhonghua Shao Shang Za Zhi. 2016; 32(10): 634-637.

24. Hekmatpou D, Mehrabi F, Rahzani K, Aminiyan A. The Effect of Aloe Vera Clinical Trials on Prevention and Healing of Skin Wound: A Systematic Review. Iran J Med Sci. 2019; 44(1): 1-9.

25. Najafian Y, Khorasani ZM, Najafi MN, Hamedi SS, Mahjour M, Feyzabadi Z. Efficacy of Aloe vera/ Plantago Major Gel in Diabetic Foot Ulcer: A Randomized Double-Blind Clinical Trial. Curr Drug Discov Technol. 2019; 16(2): 223-231. doi: 10.2174/1570163815666180115093007.

26. Avijgan M, Kamran A, Abedini A. Effectiveness of Aloe Vera Gel in Chronic Ulcers in Comparison with Conventional Treatments. Iran J Med Sci. 2016; 41(3 Suppl): S30.

27. Oryan A, Alemzadeh E, Moshiri A. Role of sugar-based compounds on cutaneous wound healing: what is the evidence? J Wound Care. 2019; 28(Sup3b): s13-s24. doi: 10.12968/jowc.2019.28.Sup3b.S13.

28. Naselli A, Accame L, Buffa P, Loy A, Bandettini R, Garaventa A, et al. Granulated sugar for adjuvant treatment of surgical wound infection due to multi-drug-resistant pathogens in a child with sarcoma: a case report and literature review. Infez Med. 2017; 25(4): 358-361.

29. Rayman G, Vas P, Dhatariya K, Driver V, Hartemann A, Londahl M, et al. Guidelines on use of interventions to enhance healing of chronic foot ulcers in diabetes (IWGDF 2019 update). Diabetes Metab Res Rev. 2020; 36 Suppl 1: e3283. doi: 10.1002/dmrr.3283.

30. Osama M. Use of Nile Tilapia (Oreochromisniloticus) skin in the management of skin burns. J Pak Med Assoc. 2017; 67(12): 1955.

31. Alam K, Jeffery SLA. Acellular Fish Skin Grafts for Management of Split Thickness Donor Sites and Partial Thickness Burns: A Case Series. Mil Med. 2019; 184(Suppl 1): 16-20. doi: 10.1093/milmed/usy280.

32. Magnusson S, Baldursson BT, Kjartansson H, Rolfsson O, Sigurjonsson GF. Regenerative and Antibacterial Properties of Acellular Fish Skin Grafts and Human Amnion/Chorion Membrane: Implications for Tissue Preservation in Combat Casualty Care. Mil Med. 2017; 182(S1): 383-388. doi: 10.7205/MILMED-D-16-00142.

33. Lima-Junior EM, de Moraes Filho MO, Costa BA, Fechine FV, de Moraes MEA, Silva-Junior FR, et al. Use of Nile Tilapia (Oreochromisniloticus) skin in the management of skin burns.Case Rep. 2019; 2019(6): rjz181. doi: 10.1093/jbcr/irz085.

34. Gao X, Jin Z, Chen X, Yu J. Advances in the progress of anti-bacterial biofilms properties of acetic acid. Zhonghua Shao Shang Za Zhi. 2016; 32(6): 382-4. doi: 10.3760/cma.j.issn.1009-2587.2016.06.017.

35. Madhusudhan VL. Efficacy of 1% acetic acid in the treatment of chronic wounds infected with Pseudomonas aeruginosa: prospective randomised controlled clinical trial. Int Wound J. 2016; 13(6): 1129-1136. doi: 10.1111/iwj.12428.

36. Kjeldsen M, Homøe P, Kirstine Nielsen A, Crone S, Nørskov Kragh K, Bjarnsholt T. Eradication of biofilms on tympanostomy tubes with acetic acid treatment: an in vitro study. APMIS. 2020 Apr 11. doi: 10.1111/apm.13044.

37. Nguyen TT, Jones JI, Wolter WR, Pérez RL, Schroeder VA, Champion MM, et al. Hyperbaric oxygen therapy accelerates wound healing in diabetic mice by decreasing active matrix metalloproteinase-9. Wound Repair Regen. 2020; 28(2): 194-201. doi: 10.1111/wrr.12782.

38. Semadi NI. The Role of VEGF and TNF-Alpha on Epithelialization of Diabetic Foot Ulcers after Hyperbaric Oxygen Therapy. Open Access Maced J Med Sci. 2019; 7(19): 3177-3183. doi: 10.3889/oamjms.2019.297.

39. Nik Hisamuddin NAR, Wan Mohd Zahiruddin WN, Mohd Yazid B, Rahmah S. Use of hyperbaric oxygen therapy (HBOT) in chronic diabetic wound - A randomised trial. Med J Malaysia. 2019; 74(5): 418-424.

40. Eyvaz K, Kement M, Balin S, Acar H, Kündeş F, Karaoz A, Civil O, Eser M, Kaptanoglu L, Vural S, Bildik N. Clinical evaluation of negative-pressure wound therapy in the management of electrical burns. Ulus Travma Acil Cerrahi Derg. 2018; 24(5): 456-461. doi: 10.5505/tjtes.2018.80439.

41. Kement M, Başkıran A. Efficacy of negative pressure wound therapy in the management of acute burns. Ulus Travma Acil Cerrahi Derg. 2018; 24(5): 412-416. doi: 10.5505/tjtes.2017.78958.

42. Pedrazzi NE, La Scala G, Naiken S. Negative Pressure Wound Therapy in Pediatric Burn Patients: A Systematic Review. Adv Wound Care (New Rochelle). 2020 Apr 22. doi: 10.1089/wound.2019.1089.

43. Kim PJ, Attinger CE, Constantine T, Crist BD, Faust E, Hirche CR, et al. Negative pressure wound therapy with instillation: International consensus guidelines update. Int Wound J. 2020; 17(1): 174-186. doi: 10.1111/iwj.13254.

44. Hall KD, Patterson JS. Three Cases Describing Outcomes of Negative-Pressure Wound Therapy With Instillation for Complex Wound Healing. J Wound Ostomy Continence Nurs. 2019; 46(3): 251-255. doi: 10.1097/WON.0000000000000516.

45. Milcheski DA, Portocarrero ML, Alvarez DM, Mazuca LGMP, Monteiro AA Junior, Gemperli R. Initial experience with negative-pressure wound therapy with instillation in complex wounds. Rev Col Bras Cir. 2017; 44(4): 348-353. doi: 10.1590/0100-69912017004008.

46. Garoufalis M, Nagesh D, Sanchez PJ, Lenz R, Park SJ, Ruff JG, et al. Use of Dehydrated Human Amnion/Chorion Membrane Allografts in More Than 100

Patients with Six Major Types of Refractory Nonhealing Wounds. J Am Podiatr Med Assoc. 2018; 108(2): 84-89. doi: 10.7547/17-039.

47. Berhane CC, Brantley K, Williams S, Sutton E, Kappy C. An evaluation of dehydrated human amnion/chorion membrane allografts for pressure ulcer treatment: a case series. J Wound Care. 2019; 28(Sup5): S4-S10. doi: 10.12968/jowc.2019.28.Sup5.S4.

48. Smiell JM, Treadwell T, Hahn HD, Hermans MH. Real-world Experience With a Decellularized Dehydrated Human Amniotic Membrane Allograft. Wounds. 2015; 27(6): 158-69.

49. Lin TK, Zhong L, Santiago JL. Anti-Inflammatory and Skin Barrier Repair Effects of Topical Application of Some Plant Oils. Int J Mol Sci. 2017; 19(1). pii: E70. doi: 10.3390/ijms19010070.

50. Díaz-Valenzuela A, García-Fernández FP, Carmona Fernández P, Valle Cañete MJ, Pancorbo-Hidalgo PL. Effectiveness and safety of olive oil preparation for topical use in pressure ulcer prevention: Multicentre, controlled, randomised, and double-blinded clinical trial. Int Wound J. 2019; 16(6): 1314-1322. doi: 10.1111/iwj.13191

51. Vuong TT, Rønning SB, Ahmed TAE, Brathagen K, Høst V, Hincke MT, et al. Processed eggshell membrane powder regulates cellular functions and increase MMP-activity important in early wound healing processes. PLoS One. 2018; 13(8): e0201975. doi: 10.1371/journal.pone.0201975.

52. Ahmed TAE, Suso HP, Maqbool A, Hincke MT. Processed eggshell membrane powder: Bioinspiration for an innovative wound healing product. Mater Sci Eng C Mater Biol Appl. 2019; 95: 192-203. doi: 10.1016/j.msec.2018.10.054.

53. Guarderas F, Leavell Y, Sengupta T, Zhukova M, Megraw TL. Assessment of Chicken-Egg Membrane as a Dressing for Wound Healing. Adv Skin Wound Care. 2016; 29(3): 131-4. doi: 10.1097/01.ASW.0000480359.58866.e9.

54. Liu Z, Yu D, Xu J, Li X, Wang X, He Z, Zhao T. Human umbilical cord mesenchymal stem cells improve irradiation-induced skin ulcers healing of rat models. Biomed Pharmacother. 2018; 101: 729-736. doi: 10.1016/j.biopha.2018.02.093.

55. Mejía-Barradas CM, Cázares-Montañez JE, Guerra-Márquez Á, Hernández-Chávez VG, Cáceres-Cortés JR, Gutiérrez-Iglesias G. Regenerative treatment with umbilical cord mesenchymal stem cells from Wharton's jelly in chronic ulcer caused by dermolipectomy. Cir Cir. 2019; 87(S1): 8-16. doi: 10.24875/CIRU.18000515.

56. Hashemi SS, Mohammadi AA, Kabiri H, Hashempoor MR, Mahmoodi M, Amini M, Mehrabani D. The healing effect of Wharton's jelly stem cells seeded on biological scaffold in chronic skin ulcers: A randomized clinical trial. J Cosmet Dermatol. 2019; 18(6):1961-1967. doi: 10.1111/jocd.12931.

57. Fernández-Ginés FD, Cortiñas-Sáenz M, Agudo-Ponce D, Navajas-Gómez de Aranda A, Morales-Molina JA, Fernández-Sánchez C et al. Pain reduction of topical sevoflurane vs intravenous opioids in pressure ulcers. Int Wound J. 2020; 17(1): 83-90. doi: 10.1111/iwj.13235.

58. Amores Valenciano P, Navarro Carrillo A, Romero Cebrián MA, Gerónimo-Pardo M. Topical sevoflurane for rescue analgesia in refractory pain due to chronic venous ulcers. Emergencias. 2018; 30(2): 138.

59. Imbernon-Moya A, Ortiz-de Frutos FJ, Sanjuan-Alvarez M, Portero-Sanchez I, Merinero-Palomares R, Alcazar V. Pain, Quality of Life, and Functional Capacity With Topical Sevoflurane Application for Chronic Venous Ulcers: A

Retrospective Clinical Study. EJVES Short Rep. 2017; 36: 9-12. doi: 10.1016/j.ejvssr.2017.08.001.

60. Dámaso Fernández-Ginés F, Cortiñas-Sáenz M, Mateo-Carrasco H, de Aranda AN, Navarro-Muñoz E, Rodríguez-Carmona R, et al. Efficacy and safety of topical sevoflurane in the treatment of chronic skin ulcers. Am J Health Syst Pharm. 2017; 74(9): e176-e182. doi: 10.2146/ajhp151008.

61. Karatieieva S, Muzyka N, Semenenko S, Bakun O, Kozlovskaya I. Ultrastructural changes of wound macrophages under the influence of intravenous ozone therapy in patients with diabetes and inflamatory processes of soft tissues. Georgian Med News. 2018; (276): 98-101.

62. Zhang J, Guan M, Xie C, Luo X, Zhang Q, Xue Y. Increased growth factors play a role in wound healing promoted by noninvasive oxygen-ozone therapy in diabetic patients with foot ulcers. Oxid Med Cell Longev. 2014; 2014:273475. doi: 10.1155/2014/273475.

63. Izadi M, Kheirjou R, Mohammadpour R, Aliyoldashi MH, Moghadam SJ, Khorvash F, et al. Efficacy of comprehensive ozone therapy in diabetic foot ulcer healing. Diabetes Metab Syndr. 2019; 13(1): 822-825. doi: 10.1016/j.dsx.2018.11.060.

64. Fijan S, Frauwallner A, Langerholc T, Krebs B, Ter Haar Née Younes JA, Heschl A, et al. Efficacy of Using Probiotics with Antagonistic Activity against Pathogens of Wound Infections: An Integrative Review of Literature. Biomed Res Int. 2019; 2019: 7585486. doi: 10.1155/2019/7585486.

65. Ong JS, Taylor TD, Yong CC, Khoo BY, Sasidharan S, Choi SB, Ohno H, Liong MT. Lactobacillus plantarum USM8613 Aids in Wound Healing and Suppresses Staphylococcus aureus Infection at Wound Sites. Probiotics Antimicrob Proteins. 2020; 12(1): 125-137. doi: 10.1007/s12602-018-9505-9.

66. Brognara L, Salmaso L, Mazzotti A, Di Martino A, Faldini C, Cauli O. Effects of probiotics in the management of infected chronic wounds: from cell culture to human studies. Curr Clin Pharmacol. 2019 Nov 11. doi: 10.2174/1574884714666191111130630.

67. Onbas T, Osmanagaoglu O, Kiran F. Potential Properties of Lactobacillus plantarum F-10 as a Bio-control Strategy for Wound Infections. Probiotics Antimicrob Proteins. 2019; 11(4): 1110-1123. doi: 10.1007/s12602-018-9486-8.

68. Lenzmeier TD, Mudaliar NS, Stanbro JA, Watters C, Ahmad A, Simons MP, et al. Application of Lactobacillus gasseri 63 AM supernatant to Pseudomonas aeruginosa-infected wounds prevents sepsis in murine models of thermal injury and dorsal excision. J Med Microbiol. 2019; 68(10): 1560-1572. doi: 10.1099/jmm.0.001066. Epub 2019 Aug 22.

69. Skov-Jeppesen SM, Lundrup RN, Ladegaard PBJ, Mortensen J, Sørensen MD, Lund L. Indications and application of extracorporeal shockwave therapy. Ugeskr Laeger. 2019; 181(8). pii: V07180514.

70. Galiano R, Snyder R, Mayer P, Rogers LC, Alvarez O. Focused shockwave therapy in diabetic foot ulcers: secondary endpoints of two multicentre randomised controlled trials. J Wound Care. 2019; 28(6): 383-395. doi: 10.12968/jowc.2019.28.6.383.

71. Snyder R, Galiano R, Mayer P, Rogers LC, Alvarez O. Diabetic foot ulcer treatment with focused shockwave therapy: two multicentre, prospective, controlled, double-blinded, randomised phase III clinical trials. J Wound Care. 2018; 27(12): 822-836. doi: 10.12968/jowc.2018.27.12.822.

72. Pantò F, Adamo L, Giordano C, Licciardello C. Efficacy and safety of photodynamic therapy with RLP068 for diabetic foot ulcers: a review of the

literature and clinical experience. Drugs Context. 2020; 9. pii: 2019-10-3. doi: 10.7573/dic.2019-10-3.

73. Monami M, Scatena A, Schlecht M, Lobmann R, Landi L, Ricci L, Mannucci E. Antimicrobial Photodynamic Therapy in Infected Diabetic Foot Ulcers: A Multicenter Preliminary Experience. J Am Podiatr Med Assoc. 2020; 110(1): Article5. doi: 10.7547/18-069.

74. Aspiroz C, Sevil M, Toyas C, Gilaberte Y. Photodynamic Therapy With Methylene Blue for Skin Ulcers Infected With Pseudomonas aeruginosa and Fusarium spp. Actas Dermosifiliogr. 2017; 108(6): e45-e48. doi: 10.1016/j.ad.2016.11.020.

75. Martinelli N, Curci V, Quarantiello A, Saldalamacchia G. The benefits of antimicrobial photodynamic therapy with RLP068 in the management of diabetic foot ulcers. Drugs Context. 2019; 8: 212610. doi: 10.7573/dic.212610.

76. Yoon D, Kaur R, Gallegos A, West K, Yang H, Schaefer S, et al. Adverse effects of topical timolol: safety concerns and implications for dermatologic use. J Am Acad Dermatol. 2020 Apr 25. doi: 10.1016/j.jaad.2020.04.101.

77. Thomas B, Kurien JS, Jose T, Ulahannan SE, Varghese SA. Topical timolol promotes healing of chronic leg ulcer. J Vasc Surg Venous Lymphat Disord. 2017; 5(6): 844-850. doi: 10.1016/j.jvsv.2017.04.019.

78. Alsaad AMS, Alsaad SM, Fathaddin A, Al-Khenaizan S. Topical timolol for vasculitis ulcer: A potential healing approach. JAAD Case Rep. 2019; 5(9): 812-814. doi: 10.1016/j.jdcr.2019.07.016.

79. Askhadulin EV, Konchugova TV, Moskvin SV. The application of combined low-intensity laser therapy for the treatment of the patients presenting with trophic ulcers associated with chronic venous insufficiency of the lower extremities. Vopr

Kurortol Fizioter Lech Fiz Kult. 2018; 95(6): 27-33. doi: 10.17116/kurort20189506127.

80. de Alencar Fonseca Santos J, Campelo MBD, de Oliveira RA, Nicolau RA, Rezende VEA, Arisawa EÂL. Effects of Low-Power Light Therapy on the Tissue Repair Process of Chronic Wounds in Diabetic Feet. Photomed Laser Surg. 2018; 36(6): 298-304. doi: 10.1089/pho.2018.4455.

81. Tchanque-Fossuo CN, Ho D, Dahle SE, Koo E, Isseroff RR, Jagdeo J. Low-level Light Therapy for Treatment of Diabetic Foot Ulcer: A Review of Clinical Experiences. J Drugs Dermatol. 2016; 15(7): 843-8.

82. Luck J, Smith OJ, Malik D, Mosahebi A. Protocol for a systematic review of autologous fat grafting for wound healing. Syst Rev. 2018; 7(1): 99. doi: 10.1186/s13643-018-0769-7.

83. Williams EA, Thaller SR. The Role of Fat Grafting in the Treatment of Keloid Scars and Venous Ulcers. J Craniofac Surg. 2019; 30(3): 696-697. doi: 10.1097/SCS.0000000000005208.

84. Del Papa N, Di Luca G, Andracco R, Zaccara E, Maglione W, Pignataro F, Minniti A, Vitali C. Regional grafting of autologous adipose tissue is effective in inducing prompt healing of indolent digital ulcers in patients with systemic sclerosis: results of a monocentric randomized controlled study. Arthritis Res Ther. 2019; 21(1): 7. doi: 10.1186/s13075-018-1792-8.

85. Luu CA, Larson E, Rankin TM, Pappalardo JL, Slepian MJ, Armstrong DG. Plantar Fat Grafting and Tendon Balancing for the Diabetic Foot Ulcer in Remission. Plast Reconstr Surg Glob Open. 2016; 4(7): e810. doi: 10.1097/GOX.0000000000000813.

86. Klinger M, Lisa A, Klinger F, Giannasi S, Veronesi A, Banzatti B, et al. Regenerative Approach to Scars, Ulcers and Related Problems with Fat Grafting. Clin Plast Surg. 2015; 42(3): 345-52, viii. doi: 10.1016/j.cps.2015.03.008.

87. Xia Y, Zhao J, Xie J, Lv Y, Cao DS. The Efficacy of Platelet-Rich Plasma Dressing for Chronic Nonhealing Ulcers: A Meta-Analysis of 15 Randomized Controlled Trials. Plast Reconstr Surg. 2019; 144(6): 1463-1474. doi: 10.1097/PRS.0000000000006281.

88. Elbarbary AH, Hassan HA, Elbendak EA. Autologous platelet-rich plasma injection enhances healing of chronic venous leg ulcer: A prospective randomised study. Int Wound J. 2020 Apr 13. doi: 10.1111/iwj.13361.

89. Uçar Ö, Çelik S. Comparison of platelet-rich plasma gel in the care of the pressure ulcers with the dressing with serum physiology in terms of healing process and dressing costs. Int Wound J. 2020; 17(3): 831-841. doi: 10.1111/iwj.13344.

90. Hu Z, Qu S, Zhang J, Cao X, Wang P, Huang S, et al. Efficacy and Safety of Platelet-Rich Plasma for Patients with Diabetic Ulcers: A Systematic Review and Meta-analysis. Adv Wound Care (New Rochelle). 2019; 8(7): 298-308. doi: 10.1089/wound.2018.0842.

91. Martínez Martínez ML, Escario Travesedo E, Jiménez Acosta F. Hair-follicle Transplant Into Chronic Ulcers: A New Graft Concept. Actas Dermosifiliogr. 2017; 108(6): 524-531. doi: 10.1016/j.ad.2017.02.013.

92. Alam M, Cooley J, Plotczyk M, Martínez-Martín MS, Izeta A, Paus R, et al. Distinct Patterns of Hair Graft Survival After Transplantation Into 2 Nonhealing Ulcers: Is Location Everything? Dermatol Surg. 2019; 45(4): 557-565. doi: 10.1097/DSS.0000000000001748.

93. Fox JD, Baquerizo-Nole KL, Van Driessche F, Yim E, Nusbaum B, Jimenez F, et al. Optimizing Skin Grafting Using Hair-derived Skin Grafts: The Healing Potential of Hair Follicle Pluripotent Stem Cells. Wounds. 2016; 28(4): 109-11.

94. Brantley JN, Verla TD. Use of Placental Membranes for the Treatment of Chronic Diabetic Foot Ulcers. Adv Wound Care (New Rochelle). 2015; 4(9): 545-559.

95. Oesman I, Dhamar Hutami W. Gamma-treated placental amniotic membrane allograft as the adjuvant treatment of unresponsive diabetic ulcer of the foot. Int J Surg Case Rep. 2020; 66: 313-318. doi: 10.1016/j.ijscr.2019.12.033.

96. Pacaccio DJ, Cazzell SM, Halperin GJ, Kasper MA, Neutel JM, O'Carroll BD, et al. Human placental membrane as a wound cover for chronic diabetic foot ulcers: a prospective, postmarket, CLOSURE study. J Wound Care. 2018; 27(Sup7): S28-S37. doi: 10.12968/jowc.2018.27.

97. Lavery L, Fulmer J, Shebetka KA, Regulski M, Vayser D, Fried D, et al. Open-label Extension Phase of a Chronic Diabetic Foot Ulcer Multicenter, Controlled, Randomized Clinical Trial Using Cryopreserved Placental Membrane. Wounds. 2018; 30(9): 283-289.

98. Kashpur O, Smith A, Gerami-Naini B, Maione AG, Calabrese R, Tellechea A, et al. Differentiation of diabetic foot ulcer-derived induced pluripotent stem cells reveals distinct cellular and tissue phenotypes. FASEB J. 2019; 33(1): 1262-1277. doi: 10.1096/fj.201801059.

99. Nilforoushzadeh MA, Jaffary F, Siavash M, Ansari N, Siadat AH, Heidari A. Autologous fibroblast suspension for the treatment of refractory diabetic foot ulcer. Indian J Dermatol Venereol Leprol. 2016; 82(1): 105-6. doi: 10.4103/0378-6323.172905.

100. Ueno K, Takeuchi Y, Samura M, Tanaka Y, Nakamura T, Nishimoto A, et al. Treatment of refractory cutaneous ulcers with mixed sheets consisting of

peripheral blood mononuclear cells and fibroblasts. Sci Rep. 2016; 6: 28538. doi: 10.1038/srep28538.

101. Armenio A, Cutrignelli DA, Nardulli ML, Maggio G, Memeo G, De Santis V, et al. Bio-Engineering tissue and V.A.C. therapy: A new method for the treatment of extensive necrotizing infection in the diabetic foot. Ann Ital Chir. 2017; 88: 268-274.

102. Yang Q, Zhang Y, Yin H, Lu Y. Topical Recombinant Human Epidermal Growth Factor for Diabetic Foot Ulcers: A Meta-Analysis of Randomized Controlled Clinical Trials. Ann Vasc Surg. 2020; 62: 442-451. doi: 10.1016/j.avsg.2019.05.041.

103. Zhao DY, Su YN, Li YH, Yu TQ, Li J, Tu CQ. Efficacy and safety of recombinant human epidermal growth factor for diabetic foot ulcers: A systematic review and meta-analysis of randomised controlled trials. Int Wound J. 2020 Apr 28. doi: 10.1111/iwj.13377.

104. Aktaş Ş, Baktıroğlu S, Demir L, Kılıçoğlu Ö, Topalan M, Güven E, Mirasoğlu B, Yanar F. Intralesional application of epidermal growth factor in limb-threatening ischemic diabetic foot ulcers. Acta Orthop Traumatol Turc. 2016; 50(3): 277-83. doi: 10.3944/AOTT.2015.14.0434.

105. Bui TQ, Bui QVP, Németh D, Hegyi P, Szakács Z, Rumbus Z, et al. Epidermal Growth Factor is Effective in the Treatment of Diabetic Foot Ulcers: Meta-Analysis and Systematic Review. Int J Environ Res Public Health. 2019; 16(14). pii: E2584. doi: 10.3390/ijerph16142584.

106. Ariyati N, Handono K, Nurdiana N, Wirohadidjojo YW. What is the Best Degree of Hyaluronic Acid Crosslinking in Increasing Growth Factors Level of Platelet-Rich Fibrin Lysate? J Stem Cells Regen Med. 2019 May 30; 15(1): 3-7.

107. Schneider HP, Landsman A. Preclinical and Clinical Studies of Hyaluronic Acid in Wound Care: A Case Series and Literature Review. Wounds. 2019; 31(2): 41-48.

108. Gazzabin L, Serantoni S, Palumbo FP, Giordan N. Hyaluronic acid and metallic silver treatment of chronic wounds: healing rate and bacterial load control. J Wound Care. 2019; 28(7): 482-490. doi: 10.12968/jowc.2019.28.7.482.

109. Malone M, Johani K, Jensen SO, Gosbell IB, Dickson HG, McLennan S, et al. Effect of cadexomer iodine on the microbial load and diversity of chronic non-healing diabetic foot ulcers complicated by biofilm in vivo. J Antimicrob Chemother. 2017; 72(7): 2093-2101.

110. Raju R, Kethavath SN, Sangavarapu SM, Kanjarla P. Efficacy of Cadexomer Iodine in the Treatment of Chronic Ulcers: A Randomized, Multicenter, Controlled Trial. Wounds. 2019; 31(3): 85-90.

111. Malone M, Schwarzer S, Radzieta M, Jeffries T, Walsh A, Dickson HG, et al. Effect on total microbial load and community composition with two vs six-week topical Cadexomer Iodine for treating chronic biofilm infections in diabetic foot ulcers. Int Wound J. 2019; 16(6):1477-1486.

112. Swanson T, Lázaro-Martínez JL, Braumann C, Kirchhoff JB, Gächter B, van Acker K. Ultrasonic-assisted wound debridement: report from a closed panel meeting. J Wound Care. 2020; 29(2): 128-135. doi: 10.12968/jowc.2020.29.2.128.

113. Messa CA, Chatman BC, Rhemtulla IA, Broach RB, Mauch JT, D'Angelantonio AM, et al. Ultrasonic debridement management of lower extremity wounds: retrospective analysis of clinical outcomes and cost. J Wound Care. 2019; 28(Sup5): S30-S40. doi: 10.12968/jowc.2019.28.Sup5.S30.

114. Alvarez OM, Wendelken ME, Granick MS. Debridement of Venous Leg Ulcers With Direct-Contact, Low-Frequency Ultrasound: Results of a Randomized, Prospective, Controlled, Clinical Trial. Eplasty. 2019 Mar 13; 19:pb2.

115. Yu C, Xu ZX, Hao YH, Gao YB, Yao BW, Zhang J, Wang B, Hu ZQ, Peng RY. A novel microcurrent dressing for wound healing in a rat skin defect model. Mil Med Res. 2019; 6(1): 22. doi: 10.1186/s40779-019-0213-x.

116. Nair HKR. Microcurrent as an adjunct therapy to accelerate chronic wound healing and reduce patient pain. J Wound Care. 2018; 27(5): 296-306. doi: 10.12968/jowc.2018.27.5.296.

117. Koeppen D, Aurich M, Pasalar M, Rampp T. Medicinal leech therapy in venous congestion and various ulcer forms: Perspectives of Western, Persian and Indian medicine. J Tradit Complement Med. 2019; 10(2): 104-109. doi: 10.1016/j.jtcme.2019.08.003.

118. Arami A, Gurevitz S, Palti R, Menachem S, Berelowitz M, Yaffe B. The Use of Medicinal Leeches for the Treatment of Venous Congestion in Replanted or Revascularized Digits. J Hand Surg Am. 2018; 43(10): 949.e1-949.e5. doi: 10.1016/j.jhsa.2018.02.018.

119. Cornejo A, Shammas RL, Poveromo LP, Lee HJ, Hollenbeck ST. Institutional Outcomes of Leech Therapy for Venous Congestion in 87 Patients. J Reconstr Microsurg. 2017; 33(9): 612-618. doi: 10.1055/s-0037-1604082.

120. Pagano C, Ceccarini MR, Calarco P, Scuota S, Conte C, Primavilla S, Ricci M, Perioli L. Bioadhesive polymeric films based on usnic acid for burn wound treatment: Antibacterial and cytotoxicity studies. Colloids Surf B Biointerfaces. 2019; 178: 488-499. doi: 10.1016/j.colsurfb.2019.03.001.

121. Zhang Z, Zheng Y, Li Y, Bai H, Ma T, Song X, Zhao J, Gao L. The effects of sodium usnic acid by topical application on skin wound healing in rats. Biomed Pharmacother. 2018; 97: 587-593. doi: 10.1016/j.biopha.2017.10.093.

122. Francolini I, Piozzi A, Donelli G. Usnic Acid: Potential Role in Management of Wound Infections. Adv Exp Med Biol. 2019; 1214: 31-41. doi: 10.1007/5584_2018_260.

123. Afkhamizadeh M, Aboutorabi R, Ravari H, Fathi Najafi M, Ataei Azimi S, Javadian Langaroodi A, et al. Topical propolis improves wound healing in patients with diabetic foot ulcer: a randomized controlled trial. Nat Prod Res. 2018; 32(17): 2096-2099. doi: 10.1080/14786419.2017.1363755.

124. Mujica V, Orrego R, Fuentealba R, Leiva E, Zúñiga-Hernández J. Propolis as an Adjuvant in the Healing of Human Diabetic Foot Wounds Receiving Care in the Diagnostic and Treatment Centre from the Regional Hospital of Talca. J Diabetes Res. 2019; 2507578. doi: 10.1155/2019/2507578.

125. Henshaw FR, Bolton T, Nube V, Hood A, Veldhoen D, Pfrunder L, et al. Topical application of the bee hive protectant propolis is well tolerated and improves human diabetic foot ulcer healing in a prospective feasibility study. J Diabetes Complications. 2014; 28(6): 850-7. doi: 10.1016/j.jdiacomp.2014.07.012.

126. Wang LS, Wang H, Zhang QL, Yang ZJ, Kong FX, Wu CT. Hepatocyte Growth Factor Gene Therapy for Ischemic Diseases. Hum Gene Ther. 2018; 29(4): 413-423. doi: 10.1089/hum.2017.217.

127. Barć P, Antkiewicz M, Śliwa B, Baczyńska D, Witkiewicz W, Skóra JP. Treatment of Critical Limb Ischemia by pIRES/VEGF165/HGF Administration. Ann Vasc Surg. 2019; 60: 346-354. doi: 10.1016/j.avsg.2019.03.013.

128. Gu Y, Cui S, Wang Q, Liu C, Jin B, Guo W, et al. A Randomized, Double-Blind, Placebo-Controlled Phase II Study of Hepatocyte Growth Factor in the Treatment

of Critical Limb Ischemia. Mol Ther. 2019; 27(12): 2158-2165. doi: 10.1016/j.ymthe.2019.10.017.

129. Harris C, Duong R, Vanderheyden G, Byrnes B, Cattryse R, Orr A, Keast D. Evaluation of a muscle pump-activating device for non-healing venous leg ulcers. Int Wound J. 2017; 14(6): 1189-1198. doi: 10.1111/iwj.12784.

130. Lobastov K, Ryzhkin V, Vorontsova A, Schastlivtsev I, Barinov V, Laberko L, et al. Electrical calf muscle stimulation in patients with post-thrombotic syndrome and residual venous obstruction after anticoagulation therapy. Int Angiol. 2018; 37(5): 400-410. doi: 10.23736/S0392-9590.18.03997-4.

131. Schultz GS, Woo K, Weir D, Yang Q. Effectiveness of a monofilament wound debridement pad at removing biofilm and slough: ex vivo and clinical performance. J Wound Care. 2018; 27(2): 80-90. doi: 10.12968/jowc.2018.27.2.80.

132. Roes C, Calladine L, Morris C. Biofilm management using monofilament fibre debridement technology: outcomes and clinician and patient satisfaction. J Wound Care. 2019; 28(9): 608-622. doi: 10.12968/jowc.2019.28.9.608.

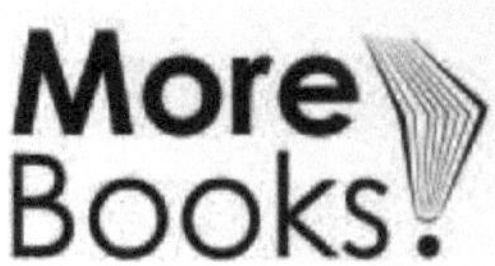

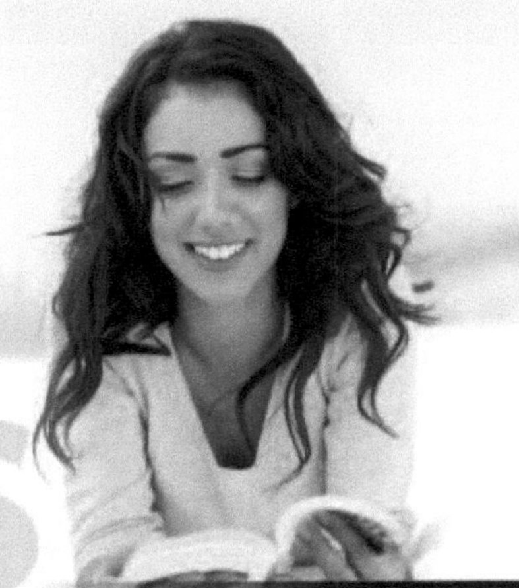

Buy your books fast and straightforward online - at one of world's fastest growing online book stores! Environmentally sound due to Print-on-Demand technologies.

Buy your books online at
www.morebooks.shop

¡Compre sus libros rápido y directo en internet, en una de las librerías en línea con mayor crecimiento en el mundo! Producción que protege el medio ambiente a través de las tecnologías de impresión bajo demanda.

Compre sus libros online en
www.morebooks.shop

KS OmniScriptum Publishing
Brivibas gatve 197
LV-1039 Riga, Latvia
Telefax: +371 686 204 55

info@omniscriptum.com
www.omniscriptum.com

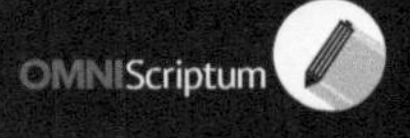

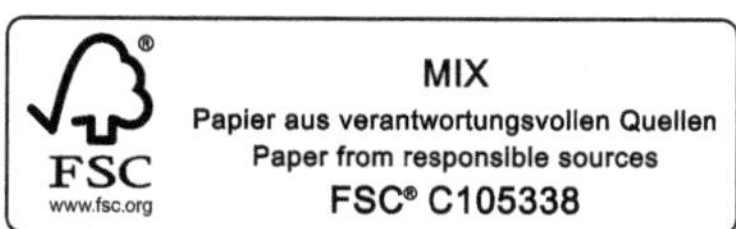

Printed by Books on Demand GmbH, Norderstedt / Germany